Helmut Straßer

Anomalien im Gesundheitswesen

Helmut Straßer

Anomalien im Gesundheitswesen

Angelegenheiten aus der Ersten Hilfe und Medizin

Bloggingbooks

Impressum / Imprint

Bibliografische Information der Deutschen Nationalbibliothek: Die Deutsche Nationalbibliothek verzeichnet diese Publikation in der Deutschen Nationalbibliografie; detaillierte bibliografische Daten sind im Internet über http://dnb.d-nb.de abrufbar.

Bibliographic information published by the Deutsche Nationalbibliothek: The Deutsche Nationalbibliothek lists this publication in the Deutsche Nationalbibliografie; detailed bibliographic data are available in the Internet at http://dnb.d-nb.de.

Coverbild / Cover image: www.ingimage.com

Verlag / Publisher:
Bloggingbooks
ist ein Imprint der / is a trademark of
AV Akademikerverlag GmbH & Co. KG
Heinrich-Böcking-Str. 6-8, 66121 Saarbrücken, Deutschland / Germany
Email: info@bloggingbooks.de

Herstellung: siehe letzte Seite /
Printed at: see last page
ISBN: 978-3-8417-7127-8

Inhaltsverzeichnis

Vorwort

Ich bin in Gedanken versunken. Vor mir liegt die Zeitung, aber mein Blick geht ins Leere. In meinem Kopf ist längst die Idee zu einem neuen Artikel geboren, mein erhöhter Puls ist ein untrügliches Zeichen dafür, dass ich mich schon wieder furchtbar über etwas echauffiere.

Seit über sechs Jahren betreibe ich den Weblog ikarius.net, manchmal intensiver, manchmal nachlässiger. Ich habe mich nie um einen thematisch roten Faden gekümmert, sondern mich von Begebenheiten motivieren lassen. Daraus entwickelten sich schließlich ganz von selber berufsbedingte Themenschwerpunkte, wovon einer nun das vorliegende Buch füllt. Bevor ich meine Berufung als Softwareentwickler fand, arbeitete ich als Ausbildner und Lehrbeauftragter für Erste Hilfe und Sanitätshilfe, und damit an einer Quelle schier unendlicher Auflagen für informative, aufklärende aber auch bissige, amüsante oder sarkastische Blogbeiträge. Noch Jahre nach dem Berufswechsel bleibe ich emotionsgeladen an medizinischen Themen hängen und kann der Versuchung nicht widerstehen, sie in meinem Blog aufzuarbeiten. So entstanden die ausführlichen Artikel über das Medikament Tamiflu, oder meine Abhandlung über geschlossene Städte in Russland. Am meisten prägten meine Aufsätze aber meine Erfahrungen in der Breitenausbildung Erste Hilfe, meine Lehrtätigkeit in Sanitätshilfe sowie tausende Rettungseinsätze, aus denen meine kritischsten Blogbeiträge hervorgingen, die trotz Bemühen bestimmt nicht immer ganz objektiv ausgefallen sind. Ich setze dabei auf die Toleranz des Lesers, mein geschriebenes Augenzwinkern beim Interpretieren zu erwidern.

Um das Aufrufen der in den Fußnoten angeführten Internetadressen zu erleichtern, unterhalte ich die Webseite www.iblog.ikarius.net/index.php/anomalien-im-gesundheitswesen/, auf der zusätzliche Informationen und Berichtigungen zu diesem Buch nachgelesen werden können. Dort besteht außerdem die Möglichkeit, das vorliegende Buch zu kritisieren und mit dem Autor in Kontakt zu treten.

CO_2-Lemminge

Atemlose Helden

Die Tageszeitung Kurier druckt am 13.10.2007 einen Artikel mit dem Titel „Drei Menschen aus Todeszone geholt“. Dabei wird Leichtsinn mit Heldentum gleichgesetzt, ein immer wieder gern getätigter und gefährlicher journalistischer Kunstgriff, wohl um die Absatzzahlen zu steigern.

Tags zuvor waren nacheinander drei Personen in einen Weinkeller gestiegen, um nach der nicht mehr wiedergekehrten Person Ausschau zu halten. Jeder brach ob des Sauerstoffmangels in dem Gärgas zusammen (was eine falsche Aussage ist. Dazu später mehr). Erst dem Vierten gelang ein Bergungsversuch, der allen Verunglückten das Leben rettete.

Juhu.

Neben der Berichterstattung versucht der Artikel auch noch über „die Gärgase“ zu informieren, leider verrät uns der Autor dabei nicht, welche er abseits des Kohlenstoffdioxids noch kennt, er weiß aber, wie es entsteht: „Das bei der Weingärung entstehende Gas ist chemisch gesehen reinstes Kohlendioxid, das bei der alkoholischen Gärung von Most produziert wird.“ Das erklärt, warum Weinbauern auch mindestens ein Fass Most im Weinkeller lagern. Besonders gefährlich soll ja verunreinigtes CO_2 sein. Und wenn das CO_2 schon so rein ist, darf es auch Kohlenstoffdioxid genannt werden. Ehre, wem Ehre gebührt. Weiters steht in dem Artikel, dass Kohlendioxid schwerer als Luft sei und sich „von unten nach oben im Keller ansammle“. CO_2 verdränge den Sauerstoff in der Luft vollständig und „mache damit das Atmen unmöglich.“ Schade, dass der Autor nicht erklärt, warum man CO_2 nicht einatmen könne. „Der Körper erstickt“. Ja, schrecklich. Lediglich der letzte Satz scheint korrekt zu sein: „Eine Frau wurde mit einer massiven Kohlendioxid-Vergiftung ins Spital gebracht.“

Was hat es nun mit dem Gärgas auf sich? Zuerst einmal muss festgestellt werden, dass Kohlenstoffdioxid in der Ersten Hilfe unterschätzt wird. Die Tatsache, dass es im Weinkeller bei der unspektakulären Gärung entsteht (Wein könne man ja trinken, da wird das Gas nicht so schlimm sein) und man nicht gezwungen ist, ein Gas einzuatmen („halt ich halt die Luft an“), führt immer wieder zum Unglück. Mehrere Tatsachen machen das Bergen eines Reglosen aus einem „Kohlenstoffdioxidsee“ zur lebensgefährlichen Mutprobe: Niemand kann den reglosen Körper eines Erwachsenen mit angehaltenem Atem über Stiegen ziehen. Versuchen Sie es im Ebenen und ohne die Luft anzuhalten. Sie werden staunen. Die Geschichte mit der brennenden Kerze ist ein sich über Jahrhunderte haltender Schmäh, der ohne Zweifel bereits vielen Menschen das Leben gekostet hat. Denn es geht nicht darum, dass CO_2 den Sauerstoff verdrängt, sondern dass es schlichtweg für den menschlichen Körper giftig ist. Die Gefahr einer erhöhten CO_2-Kontzentration in der Atemluft geht nämlich aus der narkotisierenden Wirkung aus. Ab einer Konzentration von 7 bis 9% muss mit einer Bewusstseinseintrübung bis hin zur Bewusstlosigkeit gerechnet werden. Die so genannte CO_2-Narkose wird seit dem Kinofilm „Apollo 13″ vielleicht ein Begriff sein. Damit ist auch klar, dass der Vergleich mit der brennenden Kerze wahrer Unfug ist, denn es geht nicht darum, dass das Gärgas den Sauerstoff verdrängt, sondern CO_2 einem die Sinne raubt: Die 9% CO_2, die uns den Boden unter den Füßen wegziehen, stehen übrigens 30% CO_2 gegenüber die nötig sind, den Sauerstoffgehalt in der Luft von den üblichen 21% auf 15% zu senken. Und erst dann wird unsere Kerze bewusstlos und ihre Flamme geht aus.

Die richtige Erstehilfeleistung bei Verunglückten in vergifteter Atmosphäre kann nur lauten: Feuerwehr alarmieren und die Finger von Bergungsversuchen lassen. Vielleicht hat man auch noch die Möglichkeit, den betroffenen Raum zu lüften (Gärkeller mit ausgefallener Lüftung). Letztendlich kann und wird die Bergung aber nur durch die Feuerwehr mit Sauerstoff-Atemgeräten erfolgen.

Die wirklich tragischen Fälle geschehen jedoch in Siloanlagen, wo oft Rettungsversuche dem Verhalten von Lemmingen gleichen. Journalisten, die dies heldenhaft finden, sollte man mit brennenden Kerzen heimleuchten.

Notstand in der Rettungsgasse

Ein Transport ist keine Option

Wie ich bereits mehrmals in meinem Blog aufgezeigt habe, kursieren im Internet oft haarsträubende Empfehlungen zu diversen Erste-Hilfe-Leistungen. Einen Höhepunkt setzt die Werbekampagne zur ab 2012 geltenden Regelung der Rettungsgasse in Österreich auf rettungsgasse.com. Dabei wird unter „Fragen und Antworten" auf die Problematik eingegangen, ob man als Verkehrsteilnehmer die Rettungsgasse befahren darf, wenn z.B. ein Mitfahrer einen medizinischen Notfall erleidet, um diesen rasch ins nächste Krankenhaus zu befördern. Rettungsgasse.com beantwortet die Frage über die Rechtfertigung zu einer solchen Übertretung als im Notstand gerechtfertigt, wenn man im folgenden Verfahren eine ärztliche Bestätigung vorlegen kann, die die außergewöhnliche Situation plausibel belegt.

Ich möchte in diesem Artikel beleuchten, warum ein Befolgen dieser Aussage den Ersthelfer strafrechtlich in größte Schwierigkeiten bringen kann, obwohl sie nach der Straßenverkehrsordnung korrekt sein mag. Und warum man von diesem Vorgehen lieber die Finger lassen sollte.

Nehmen wir folgenden konstruierten Fall an: Ein Verkehrsunfall auf der Wiener Südosttangente sorgt für eine Totalblockade der Autobahn, der Verkehr kommt zum Erliegen. Die Autofahrer befolgen brav die neue Regelung und bilden vorschriftsmäßig eine Rettungsgasse (wie sich in der Zwischenzeit herausgestellt hat, ist dies nicht nur konstruiert, sondern auch utopisch). Im Stau, etwa drei Kilometer vom Unfallort entfernt, steckt auch der Fahrer Hans-Dieter-Kai-Uwe, der in der dritten Spur zu stehen gekommen und korrekterweise an den linken Fahrbahnrand gefahren ist. Weil er und vor allem seine Beifahrerin Dörte (sowie eigentlich alle anderen im Stau befindlichen Verkehrsteilnehmer) einen wichtigen Termin wahrnehmen wollen und die Zeit bereits fortgeschritten ist, muss sich Dörte fürchterlich aufregen, worauf sie einen Herzinfarkt erleidet. Hans-Dieter-Kai-Uwe, über den Zustand Dörtes wenig entzückt, gerät in Panik, schert aus der Schlange aus, rast die Rettungsgasse entlang, wurschtelt sich beim Verkehrsunfall vorbei und brettert den schnellsten Weg ins nächste Spital.

Soweit die Theorie, soweit die Empfehlung auf rettungsgasse.com. Ich denke, über den Notstand wird man nicht diskutieren müssen. In der österreichischen Rechtsprechung gibt es weitaus weniger eindeutige Fälle, die zugunsten des Verkehrsteilnehmers entschieden wurden, so zum Beispiel bei einem Autofahrer, dem man die Strafe wegen einer Geschwindigkeitsübertretung erließ, weil er nachweisen konnte, dass er unter argem Durchfall litt, ein zeitnaher Selbstbeschiss drohte und er, um selbigen zu vermeiden, ziemlich aufs Gas drückte, um die nächste Raststätte schnellstmöglich zu erreichen. Ausschlaggebend für die Nachsicht war letztendlich, dass der Fahrer im Auto nicht alleine war und es sozial nicht zumutbar ist, sich neben seiner Begleitung zu erleichtern.

Man wird sich also vorstellen können, dass auch Hans-Dieter-Kai-Uwe nicht sonderlich argumentieren wird müssen. Und wenn er mit der fachkundigen Ersthelfer-Diagnose „Herzinfarkt" nicht völlig danebenlag, wird ihm auch das „plausible Argument" im drohenden Verfahren nicht fehlen. Es wird sich schon ein Arzt finden, der ihm das bestätigt. Soweit ist also die Aussage auf rettungsgasse.com sicher korrekt. Im Sinne der Straßenverkehrsordnung. Im Sinne der Ersten Hilfe, und damit auch durchaus straf- wie zivilrechtlich, würde oder könnte dieses Vorgehen gleich mehrere arge Konsequenzen nach sich ziehen.[1]

Versetzen wir uns in die Lage Hans-Dieter-Kai-Uwes. Wie würde ein ausgebildeter Ersthelfer reagieren, wenn jemand in eine gesundheitliche Ausnahmesituation gerät? Er ignoriert alle geltenden Verkehrsregeln und drückt aufs Gas. Das tut er, weil er alle anderen Verkehrsteilnehmer, inklusive dem Erkrankten oder Verletzten und sich selber gefährden möchte, um ihn ärztlicher Hilfe zuzuführen. Dabei missachtet er auch gleich alle Regeln der Ersten Hilfe, inklusive der Durchführung lebensrettender Sofortmaßnahmen und Einhaltung der Rettungskette, womit er wieder das Leben des Erkrankten oder Verletzten riskiert und sich damit der unterlassenen Hilfeleistung strafbar macht.

Ja aber… Hans-Dieter-Kai-Uwe hat doch auch Erste Hilfe geleistet, schließlich hat er Dörte ins Krankenhaus gebracht.

---

1 Das Stellen von Diagnosen wird in der Ersten Hilfe sehr kontrovers diskutiert. So verlangt man vom Ersthelfer sehr wohl, sich einen Eindruck der Lebensfunktionen des Verletzten oder Erkrankten zu machen, was man mit *Notfalldiagnose* umschreibt. Dabei folgert der Ersthelfer zum Beispiel Bewusstlosigkeit, oder Atem-Kreislaufstillstand. Selbstverständlich ist es jedoch nicht Aufgabe des Ersthelfers, zu einer Diagnose wie *Herzinfarkt*, *Schlaganfall* oder *Beckenfraktur* zu gelangen. Sie ist auch für die weitere Tätigkeit im Sinne der Ersten-Hilfe völlig irrelevant. Hans-Dieter-Kai-Uwe hätte also bei Dörte zum Beispiel eine Bewusstseinsstörung oder Schmerzen im Brustbereich oder Atemnot etc. festgestellt und hätte sofort dementsprechend handeln müssen. Gerade diese Erklärung zeigt, wie unsinnig der folgende Transport wohin auch immer sein muss.

Ganz und gar nicht. In der gesamten Erste-Hilfe-Literatur wird der Transport durch den Ersthelfer nicht einmal erwähnt. Das ergibt sich daraus, dass der Ersthelfer andere auslastende Aufgaben aufgetragen bekommt und vor allem, weil es für den Transport Profis gibt, nämlich „die Rettung" oder „den Rettungsdienst". Der Transport aus einer möglichen Gefahrenzone ist dabei kein Transport, sondern ein Bergen, der Ersthelfer birgt also höchstens, aber er transportiert nicht.[2]

Erschwerend kommt hinzu, dass ein Transport immer eine gehörige Belastung für Verletzte und Erkrankte darstellt. Darum wird im Rettungsdienst versucht, den Patienten zuerst möglichst zu stabilisieren (Hans-Dieter-Kai-Uwe verwehrt Dörte diese Leistung, indem er die Rettungskette unterbricht) und anschließend einen ruhigen und schonenden Transport unter ständiger Beobachtung und medizinischer Versorgung durchzuführen. Aufmerksame Beobachter erkennen das an einem sich mit eingeschaltetem Blaulicht langsam [sic!] bewegenden Rettungsauto. Auch so etwas soll es geben, doch doch. Wie Hans-Dieter-Kai-Uwe das bewerkstelligen soll, wird auf rettungsgasse.com verschwiegen. Und so bolzt Hans-Dieter-Kai-Uwe wie ein Irrer über den Asphalt, während Dörte inadäquat gelagert immer mehr in einen lebensbedrohlichen Schockzustand verfällt und, so dies Hans-Dieter-Kai-Uwe tatsächlich gelingt, in einem noch schlechteren Allgemeinzustand im Krankenhaus ankommt, verursacht durch den Transport und fehlende weitere Erste Hilfe.

Es gibt noch zusätzliche ungeklärte Probleme. Ist Dörte lediglich kollabiert, wird sie im nächstbesten Spital sicher nicht falsch aufgehoben sein. Sollte es sich jedoch tatsächlich um einen ernsten Notfall handeln (vergessen wird nicht: Hans-Dieter-Kai-Uwe setzt sich begründet über die Straßenverkehrsordnung hinweg und gefährdet Menschenleben), verwehrt er Dörte eine zeitlich angemessene Behandlung in einer Spezialabteilung (z.B. Stroke-Unit bei Schlaganfall etc.). Hans-Dieter-Kai-Uwe ist nämlich gerade im Krankenhaus angekommen, dem Arbeitsunfall-Krankenhaus der AUVA in Wien-Meidling. Das kennt er gut, weil er schon ein paar Mal selber dort Kunde war. Krankenhaus ist doch gleich Krankenhaus, oder nicht? Über den Sekundärtransport und die damit verbundene erschwerte Behandlung, mit der er Dörtes Genesung verlängert, hat er sich nämlich noch keine Gedanken gemacht. Und so muss schließlich jenes Krankenhaus, in das Hans-Dieter-Kai-Uwe gefahren ist, von vorn mit der Rettungskette beginnen und erst einmal selbst die Rettung anrufen. Ich

---

2 Es mag Ausnahmen abseits der Zivilisation geben, bei denen eventuell ein Transport die letzte Möglichkeit darstellt. Die Autobahn zählt hier wohl nicht dazu.

weiß aus eigener langjähriger Erfahrung im Rettungsdienst, dass solche Sekundärtransporte ganz und gar nicht selten erforderlich sind.

Vor nicht allzu langer Zeit kam es am Wiener Gürtel zu einer Schießerei. Ein Angeschossener wurde mit angeblich nicht unerheblichen Verletzungen ins Allgemeine Krankenhaus eingeliefert. Am nächsten Tag war in der Zeitung zu lesen, dass der Transport durch einen beherzten Taxifahrer heldenhaft durchgeführt wurde. Die Menge jubelte. Schön, dass der Angeschossene den Irrsinn überlebte. Bemerkenswert, dass sich niemand überlegte, welche Konsequenzen es für den Taxler gegeben hätte, wäre der verletzte Fahrgast im AKH tot aus dem Taxi gestiegen.

Wir sollten uns glücklich schätzen, wenn bei Notfällen Personen anwesend sind, die den Mut haben, beherzt einzugreifen und zu helfen. Wir sollten sie bei ihrer menschlichen Leistung fördern und sie durch klare Richtlinien in ihrer Entscheidungsfindung unterstützen und Sicherheit bieten. Es ist nicht hilfreich, wenn man den Anschein erweckt, ein eigenständiger Transport im Sinne der Ersten Hilfe wäre eine Option. Im vorliegenden Fall ist es schon beinahe Perversion: Man bewirbt eine Technik, um die Einsatzzeit der Hilfskräfte zu verkürzen, und lässt gleichzeitig dem Ersthelfer die Wahl, den Verletzten oder Erkrankten von den Hilfskräften zu entfernen. Warum verlangt man nicht gleich vom Ersthelfer, den Verletzten zu schultern und ihn so schnell wie irgend möglich ins nächste Krankenhaus zu fahren? Dann käme es auch zu keinem Notstand in der Rettungsgasse.

Unbezahlte Rettungseinsätze

Wenn Ärzte auf die Diagnose vergessen

Im Leben ist oft vieles umsonst, manches auch gratis, weniges gar kostenlos. Der Unterschied ist meist schwer auszumachen. Zum Beispiel mag ein von der Krankenkasse bezahlter Rettungseinsatz kostenlos erscheinen, für den Betroffenen wird er wohl nicht umsonst gewesen sein. Und selbst was hier gratis anmutet, wurde durch monatliche Beiträge vorfinanziert. Leider nimmt es die Wiener Gebietskrankenkasse mit diesen Begriffen oft nicht so genau und so soll es immer wieder vorkommen, dass Patienten für eine Dienstleistung, die ihnen kostenlos zur Verfügung stehen sollte, eine geschmalzene Rechnung präsentiert bekommen. Lesen Sie hier, warum aber nicht immer die Krankenkasse Schuld an einer gestellten Rechnung trägt und welche Rettungseinsätze kosten, welche kostenlos sind und wann sie möglicherweise umsonst waren.

Ich möchte zunächst über einen realen Vorfall einer mir persönlich bekannten Person berichten, welche verständlicherweise namentlich ungenannt bleiben möchte. Ich nenne sie Franz Schmidt. Franz war so freundlich und gab mir seine Zustimmung zur Veröffentlichung seiner Geschichte, die ich zum besseren Verständnis sinngemäß verkürzen und vereinfachen möchte.

Franz Schmidt ist um die 70 Jahre alt und lebt gemeinsam mit seiner Frau in einer Wiener Wohnung. Eines Abends fühlt sich Franz nicht wohl, ihm ist schwindlig. Eine Messung mit einem elektronischen Blutdruckmessgerät ergibt deutlich erhöhte Werte. Wegen später Stunde ist ein praktischer Arzt nicht mehr erreichbar und Franz beschließt, den Ärztefunktdienst unter 141 um Rat zu bitten. Im folgenden kurzen Gespräch mit einer Ärztin entscheidet diese, einen Kollegen, also einen Arzt, zu Franz zu entsenden, der sich ein genaueres Bild von seinem Gesundheitszustand machen solle. Hier sei erwähnt, dass die Ärztin keine Angaben darüber macht, wer genau Franz in der Folge besuchen wird.

Wenig später trifft ein Notarzt der Wiener Gemeinderettung bei Franz ein. Dieser diagnostiziert, dass kein medizinischer Grund für eine Einlieferung in ein Krankenhaus vorliegt, therapiert Franz vor Ort und empfiehlt sich.

Vier Monate später erhält Franz Schmidt von der Gemeinde Wien eine Zahlungsaufforderung über 460 Euro.

Versetzen Sie sich in Franz‘ Lage. Hätten Sie gezahlt? Wäre es Ihnen seltsam vorgekommen, dass Sie für eine nicht geforderte Dienstleistung einen dermaßen hohen Preis bezahlen sollten? Ist die Forderung überhaupt rechtens? Wer wäre Ihr Ansprechpartner?

Selbstverständlich unterliegt die Finanzierung des Krankentransportwesens einer ausformulierten Regelung. Selbstverständlich kann sich der Kunde darauf verlassen, korrekt ausgestellte Rechnungen zu erhalten. Selbstverständlich können bei der Abrechnung trotzdem Fehler passieren. Es ist wenig geholfen, wenn hier Absicht unterstellt wird, aber 460 Euro sind für niemanden eine Kleinigkeit und darum kann es von Vorteil sein, wenn man nach Erklärungen und vor allem einer Lösung für dieses Problem sucht.

Hierfür müssen zuerst die Kosten einer Ärztefunkdienst-Alarmierung geklärt werden. Seltsamerweise schweigt man sich darüber im Internet intensiv aus. Weder die Ärztekammer, noch die Gebietskrankenkasse geben darüber auch nur ansatzweise Auskunft. Einzig die amtliche Verlautbarung der österreichischen Sozialversicherung im Internet aus dem Jahre 2003 lässt im folgenden Satz auf etwaige Kosten schließen: „Bei Inanspruchnahme eines Funkdienstarztes auf Kosten der Kasse hat der Versicherte seine Personalien anzugeben […]“.

Tatsächlich entstehen dem Patienten durch den Einsatz des Ärztefunkdienstes ähnliche Kosten, wie bei einem vergleichbaren Besuch bei einem praktischen Arzt in seiner Ordination.

Außerdem gilt prinzipiell, dass die Krankenkasse dann Kosten übernimmt bzw. sich an der Übernahme derselben beteiligt, wenn es sich um einen Notfall handelt. Und gerade diese Bestimmung ist Ausgang allen Übels, wenn es sich um Kostenübernahmen durch Krankenversicherungen handelt, egal ob beim Ärztefunkdienst, bei der Rettung, oder zum Beispiel bei Hubschrauber-Einsätzen des Rettungshubschraubers Christophorus. Als besonders unprofessionell erscheint hier das Verhalten, dass man die schwierigste Entscheidung, nämlich welches Rettungsmittel zum Einsatz kommen soll, anscheinend dem Patienten überlässt. Ein klassisches Beispiel hierfür bietet ein Folder[3] der Stadt Wien aus dem Jahre 2007, indem sich die Gemeinderettung über sogenannte „Fehleinsätze“ beschwert. So „ärgere man sich darüber, dass man zu Kleinigkeiten gerufen werde.“ Erstaunlich, wenn man weiß, dass nicht der Anrufer, sondern der Leitstellenmitarbeiter, der den Notruf entgegen

[3] www.leben-freude.at/uploads/archiv/LebenUndFreude_3_2007.pdf

nimmt, entscheidet, ob und mit welchem Rettungsmittel Hilfe geleistet wird. Oft genug lautstark propagiert stehen den Mitarbeitern der Gemeinderettung die sogenannten „befreundeten Rettungsorganisationen“[3] zur Seite, die mit hoher Bereitschaft Einsätze, die primär nicht als Notfall eingestuft werden, als „Krankentransport“ übernehmen. Warum bedient man sich nicht deren Dienstleistung, sondern schickt lieber ein überqualifiziertes Rettungsteam (und beschwert sich im Nachhinein)?

Hier wird also dem Volk über einen offiziellen Folder kommuniziert, dass man nicht in der Lage sei, Notfälle richtig einzuschätzen. Von einem Laien erwarte man das aber offenbar.

Franz Schmidt hat nicht bei der Rettung angerufen, er hat auch nicht einen Rettungswagen bestellt. Er hat die 141 gewählt und um Rat gebeten. Vermuten wir, dass Franz wusste, welche Kosten er zu tragen hätte, würde ihm der diensthabende Arzt des 141 einen Kollegen entsenden (in seinem speziellen Fall wäre der Einsatz allerdings kostenlos gewesen). Er bat aber nicht darum. Die Ärztin am Telefon meinte nur, sie werde ihm einen Kollegen vorbeischicken.

Leider werden wir nicht mehr erfahren, was sich in der Zeit zwischen dem Telefonat und dem Eintreffen des Notarztes zugetragen hat. Was hat die Ärztin dazu veranlasst, einen Notarzt zu verständigen? Hat sie aus Franz‘ Beschreibungen geschlossen, dass sein Gesundheitszustand den Einsatz eines Notarztes erfordert? War vielleicht für längere Zeit kein Ärztefunkdienst-Wagen frei und die Ärztin der Meinung, Franz‘ Zustand dulde keinen Aufschub? Für die Praxis sind diese Fragen zwar irrelevant, sie zeigen aber gut die Diskrepanz zwischen der Problembeschreibung der Gemeinderettung in besagtem Folder und der Realität: Man kann nicht einfach dem Ersthelfer, Anrufer oder Patienten ungefragt ein Rettungsmittel entsenden und sich dann über denselben beschweren, er verursache wegen „Kleinigkeiten“ Fehleinsätze. Die Ärztin hätte Franz über ihre Entscheidung informieren und ihm die Möglichkeit geben müssen, sich darüber zu äußern.

Bis zu dem Zeitpunkt, als der Notarzt bei Franz Schmidt eintrifft, ist, trotz all dem vorher Gesagten alles korrekt verlaufen. Wir sollten uns täglich glücklich schätzen, dass wir nur mit dem Finger zu schnipsen brauchen und schon steht Minuten später Hilfe vor der Türe. Selbst ein Laie wird sich aber vorstellen können, dass sich Notfälle ein wenig komplexer gestalten. Sehr selten beschreibt der Ersthelfer die Situation in einer Art und Weise, die es dem Kollegen am Notruf ermöglicht, die Situation „richtig“ einzuschätzen und dementsprechend zu handeln. Trotzdem gilt, dass die Entscheidung über das Rettungsmittel nur von der Leitstelle getroffen werden kann. Und, dass bei einem Notfall etwaige Kosten immer von der Krankenkasse getragen werden. Probleme entstehen, weil der Rettungsdienst vor, und die Versicherung nach dem Einsatz entscheidet. Die sich dabei darstellenden Tatsachen lassen sich leider selten zur Deckung bringen.

Dabei sollte die Gebietskrankenkasse im Fall von Schmidt sogar noch dankbar sein. So schreibt sie selber in einer Information auf ihrer Webseite: „Die Wiener Gebietskrankenkasse übernimmt auch die Kosten jener Einsätze in Wohnungen, wenn unsere Versicherten ausreichend medizinisch versorgt werden und somit eine sofortige Fahrt in eine Krankenanstalt hintangehalten werden kann." Selbstverständlich ist das für alle Beteiligten von Vorteil: Der Patient muss nicht ins Krankenhaus (wo er ganz gehörig für Kosten sorgen würde), bleibt im sozialen Umfeld (einem Umstand, der in unserem Gesundheitssystem völlig unterschätzt wird) und der Rettungswagen ist für den nächsten Einsatz bereit. Wir wissen nicht, ob die Entscheidung des Notarztes, der Franz untersucht und dessen Gesundheitszustand er für nicht einweisungswürdig befunden hat, durch diese Tatsache beeinflusst wurde. Man darf jedoch davon ausgehen, dass er sich über folgende Bestimmung der Krankenkasse nur wenig Gedanken gemacht hat: „Ist so ein „Belassungstransport" (z.B. gestürzt, ins Bett gehoben, Zustand gebessert, usw.) jedoch laut Einsatzbericht nicht ausreichend medizinisch begründet, übernimmt unsere Kasse keine Kosten." In unserem Fall ein echter Knackpunkt! Hier wird nämlich oft fälschlicherweise angenommen (nämlich auch in Rettungskreisen selber), die Krankenkasse übernähme prinzipiell finanziell keine Einsätze, bei denen der Patient vor Ort belassen wurde. Sie übernimmt nur dann keine Kosten, wenn es der Arzt nicht fertig bringt, sich angemessen über den Grund seines Einsatzes zu artikulieren! Und, wie wir nun wissen, den Grund muss es gegeben haben, schließlich hat deswegen die Entsendung eines Rettungsteams stattgefunden, als Entscheidung des Leitstellenmitarbeiters.

Für Franz bedeutet dies: die Diagnose „Belassung nach Zustandsverbesserung" verursacht Kosten von 460 Euro.

Die Diagnose „Übelkeit, Blutdruckkrise, Belassung nach Therapie und Zustandsverbesserung" verursacht keine Kosten.

Das glauben Sie mir nicht? Ich wandte mich im Namen Franz' mit besagter Rechnung an die Ombudsstelle der Wiener Gebietskrankenkasse und schilderte seinen Fall. Diese reagierte in gewohnt schneller Art und Weise (das meine ich ausnahmsweise nicht sarkastisch) positiv mit dem Bescheid, die Kosten selbstverständlich komplett zu übernehmen (Korrespondenz liegt mir vor). Aus dem Schreiben lässt sich weiters schließen, dass es zu der anfänglichen Ablehnung der Kostenübernahme kam, weil die Diagnose nur mangelhaft angegeben war. Für die Krankenkasse war durch diese Nachlässigkeit kein Notfall erkennbar. Dass die Gemeinderettung die unbezahlte Rechnung sofort bei Franz Schmidt regressierte, war die logische Folge.

In der Kronenzeitung veröffentlicht Barbara Stöckl am 08. April 2009 in der Kolumne „Barbara Stöckl kämpft für Sie!“ den Artikel „Rettungstransport: Immer öfter wird Patient zur Kasse gebeten“, in dem sie vermeintliche Missstände bei der Verrechnung von Rettungs- und Krankentransporten aufzudecken versucht. Leider hat Frau Stöckl schlecht oder gar nicht recherchiert. So soll ein 91 Jähriger, der die Rettung wegen Herzbeschwerden alarmierte, aber den angeratenen Transport in ein Krankenhaus verweigerte, eine Rechnung über 95 Euro erhalten haben. Dieser Fall verhält sich jedoch völlig anders als unser Franz-Schmidt-Fall, denn bei Transportverweigerung trotz vorhandener Indikation zahlt der Patient immer. Dann wundert man sich noch darüber, dass man bei einem Transport mit dem Roten Kreuz noch nie etwas gezahlt hätte. Ein Kommentar erübrigt sich hier.

Schließlich beschwert sich in dem Artikel noch das Rote Kreuz Tulln darüber, dass Transporte von der Krankenkasse nur bezahlt würden, wenn ein Arzt den Transportgrund mit seiner Unterschrift bestätigte. Fehlte diese Unterschrift, würde wiederum der Patient die Rechnung präsentiert bekommen. Liebe Frau Stöckl, das ist nicht nur in Tulln so. Und es wäre auch gar nichts dagegen zu sagen, wäre das „Unterschriftenbeschaffen“ für Sanitäter nicht immer so ein Hürdenlauf, und zwar bei jedem Patienten. Unbestätigten Meldungen zufolge soll vor langer, langer Zeit einmal im hintersten Winkel Österreichs, in einem Nachtdienst um 27:45 Uhr, der schier unglaubliche Fall eingetreten sein, dass ein Sanitäter nicht länger auf die Unterschrift des Arztes warten wollte und dem Patienten mit seiner eigenen Unterschrift den Transport bestätigte. Ob man hier eine Nötigung zur Dokumentenfälschung konstruieren könnte?

Schließlich erklärt uns die Ombudsfrau noch, dass sie der Meinung wäre, Ärzte hätten wesentlich Wichtigeres zu tun, als sich „im Verordnungsdschungel über den Krankentransport auszukennen“. Nun ja, das muss er auch nicht. Es reicht, wenn er mit seiner Unterschrift bestätigt, dass der Patient zur Beförderung einen Krankentransport benötigt. Das sollte von einem Akademiker, der in einem sozialen Beruf tätig ist, auch ohne gröbere Beleidigung des Sanitätspersonals zu schaffen sein.

Ich möchte diesen Beitrag mit einem Zitat aus einem weiteren Folder der Wiener Gemeinderettung abschließen, das dem Leser nun in einem anderen Licht erscheinen wird:

„Wer aber ohne Not die Rettung ruft, erzeugt ungerechtfertigt Kosten von 451 Euro. Das ist nicht richtig! Missbräuchlich verursachte Rettungseinsätze werden deshalb in Rechnung gestellt.“ [sic!]

Gebietskrankenkasse unterminiert die Rettungskette

Die Rettung leistet keine Erste Hilfe

Im Zuge einer Recherche stieß ich auf der Webseite der Wiener Gebietskrankenkasse auf einen interessanten Artikel. Darin geht es um die Befreiung des Patienten von einer Kostenbeteiligung eines Krankentransports im Sinne der Rezeptgebühr. Gegen Ende des Artikels werden mehrere Krankentransportunternehmen aufgelistet, darunter auch die Wiener Magistratsabteilung 70 (die aber bereits seit Jahren keine Krankentransporte mehr übernimmt, sondern sie an „befreundete" Organisationen abgibt). Darum auch der Zusatz, dass die MA70 „in erster Linie Erste-Hilfe-Einsätze innerhalb Wiens übernimmt".

Nein, liebe Krankenkasse, das tut die MA70 nicht. Erste-Hilfe-Einsätze übernimmt das Wiener Volk. Dass sollte alle Krankenkassen fröhlich stimmen, denn diese unbezahlbaren Einsätze kosten keinen Cent. Die Gemeinderettung hingegen übernimmt Rettungseinsätze. Auch wenn ein Patient nicht in ein Krankenhaus eingeliefert werden muss. Im letzten Absatz steht schließlich geschrieben, dass „bei Gesundheitsstörungen im eigenen Wohnbereich vorerst (vorerst?) der Ärztefunk unter 141 gerufen werden sollte und dessen Anweisungen zu befolgen wären".

Dass die Krankenkasse keinen Unterschied zwischen Erste Hilfe, Krankentransport und Rettungsdienst kennt, ist ernüchternd. Der Hinweis, bei Gesundheitsstörungen den Ärztefunk zu rufen ist aber, in diesem Zusammenhang, eine Unterminierung der Rettungskette. Der Ärztefunk hat durchaus seine Berechtigung und oftmals verhindert der Einsatz desselben ein Herauslösen des Patienten aus seinem sozialen Umfeld durch eine möglicherweise vermeidbare Einlieferung in ein Krankenhaus, was neben einer Kostenersparnis auch sozial einen hohen Wert darstellt. Aber was soll ein Laie mit dem Begriff „Gesundheitsstörung" anfangen? Das sieht dringend nach einer systematischen Verunsicherung des Ersthelfers und Patienten aus, und nebenbei wird der Wert des Rettungsdienstes geschwächt. Die GKK möchte offensichtlich, dass sich Patienten vom Ärztefunkdienst das Okay für die Alarmierung des Rettungsdienstes holen (darum der Zusatz „vorerst")! Anscheinend soll so die Anzahl von Fehleinsätzen gesenkt werden. Ist ja völlig in Ordnung, denn lange Wartezeiten am 141 sind eine absolute Seltenheit und Zeit spielt in der Notfallmedizin überhaupt keine Rolle. Wer über Schmerzen hinter dem Brustbein klagt (was ja auch eine Gesundheitsstörung darstellt) wird bereitwillig 30 Minuten auf ein Telefongespräch mit einem Arzt warten. Und man kann wirklich nur dringend davon abraten den Notruf 144 zu wählen, denn die Leitung führt in Wirklichkeit zu einem schwindligen Callcenter auf Coconut Island, dessen Mitarbeiter keine Ahnung von „Gesundheitsstörungen“ haben und Rettungsteams nur entsenden, damit Kosten entstehen.

Und dann gibt es in dem Artikel noch den Hinweis, dass Einsätze, die keine medizinische Intervention erfordern, von der Krankenkasse nicht erstattet werden. Das ist besonders tragisch, denn es passiert ständig, dass alte und kaum mehr mobile Personen in ihren Wohnungen stürzen, sich dabei zwar nicht verletzen, aber wegen fehlender Infrastruktur (Angehörige, Nachbarn, 24-Stunden-Pflege) nicht mehr aufstehen können. Wobei man gar nicht so weit sehen muss. Es mehren sich drastisch Einsätze, bei denen Hilfeleistungen verrichtet werden müssen, die eigentlich Aufgabe einer Heimhilfe wären (Patient muss auf die Toilette und ruft ein Krankentransportunternehmen). Mehrmalige Interventionen in ein und derselben Nacht beim selben Patienten sind da keine Seltenheit. Da die Krankenkasse jedoch die Bezahlung derartiger Einsätze ablehnt, bleiben den Rettungsorganisationen bzw. Krankentransportunternehmen nur zwei Möglichkeiten: Sie stellen dem Kunden die Einsätze voll in Rechnung (was sich Patienten aus dieser Bevölkerungsschicht praktisch nicht leisten können, sonst wären sie längst in einem Pensionistenheim untergebracht), oder sie bleiben, weil sozial ist sozial, auf den Kosten sitzen. Was das für die nahe Zukunft bedeuten kann, sieht man derzeit bei der Flugrettung.

Es ist erschütternd, wenn die Krankenkassen glauben, sie könnten Kosten einsparen, indem sie Grundfeste der Ersten Hilfe unterwandern. Im Notfall hat der Ersthelfer den Notruf zu wählen und im engeren Sinn gehört die 141 nicht dazu. Der Ärztefunk ist ein „Ersatz“ für den Hausarzt, wenn dieser nicht erreichbar ist. Darum ist die 141 auch nur zu Zeiten wie dem Wochenende, der Nacht und an Feiertagen besetzt, wodurch der beschriebene Artikel auf der Webseite der Wiener Gebietskrankenkasse noch fragwürdiger erscheint.

Das Recht auf Pflicht

Über rechtliche Konsequenzen in der Ersten Hilfe

Grundsätzlich kennt der Österreicher seine Rechte. Und er fordert diese auch ein. Mitunter auch ohne ökonomische Bedenken. Wir tun was wir müssen, weil wir es können. Es ist schwer zu verstehen, warum das nicht ebenso gilt, wenn es sich um das Wohl unserer Mitmenschen handelt. Da werden plötzlich finanzielle Argumente abgewogen und mit berechenbarer Sicherheit falsche Entscheidungen getroffen. Eine dieser immer wiederkehrenden Fehlentscheidungen möchte ich hier aufgreifen und die Argumente beleuchten, die zu ihrer Entstehung beitragen.

Namentlich geht es dabei um die Problematik des Patiententransportes in der Ersten Hilfe. Immer wieder entstehen Situationen, in denen der Ersthelfer glaubt es wäre besser, er brächte eine verletzte oder erkrankte Person selber in ein Krankenhaus oder zu einem Arzt. Argumente dahingehend habe ich schon viele gehört, nicht nur von Kursteilnehmern in Erste-Hilfe-Kursen, auch im Rettungsdienst musste ich immer wieder die Konsequenzen dieser mitunter fatalen Entscheidung miterleben. Da verzichtet man auf das Recht eines Rettungsmittels, weil es der Chef so wollte. Oder weil das nächste Krankenhaus so nahe wäre. Oder weil die Rettung doch immer so lange brauche. Diese Aufzählung lässt sich beliebig fortsetzen. Ich habe sogar schon eine schwere Verletzung als Argument für einen Privattransport gehört: Der Betroffene meinte zu mir, dass offene Brüche doch in einem Krankenwagen nicht transportiert werden dürften. Und kam mit dem PKW ins Spital.

Jetzt kann es natürlich immer wieder vorkommen, dass man selber in die peinliche Lage gerät entscheiden zu müssen, ob denn nun die Rettung verständigt werden sollte, oder nicht. Meistens geschieht dies bei Bagatellverletzungen und -erkrankungen, nach dem Motto „wegen dieser Blessur wage ich nicht die Rettung zu alarmieren“. Tatsächlich ist es aber in der Ersten Hilfe praktisch unmöglich, auch nur irgendeine Erkrankung oder Verletzung richtig einzuschätzen, so soll sich schon eine kleine Platzwunde am Kopf als tödliche Hirnblutung und eine Riss-Quetsch-Wunde am Unterarm als offener Bruch herausgestellt haben. Daher rührt ja auch der Gedanke, dass es nicht sonderlich sinnvoll ist, in der Ersten Hilfe Diagnosen zu stellen. Folglich könnte es sich als nützlich erweisen, und so sieht es übrigens auch das Gesetz vor, diese Entscheidung jemandem anders zu übertragen. Mit anderen Worten ruft man die Rettung an und kommt seiner Pflicht nach, nämlich genau zu beschreiben, was geschehen ist, womit man noch keine Diagnose gestellt hat. Wovor sich so viele fürchten (und zwar unnütz die Rettung zu alarmieren) lässt sich auf diese Weise ganz einfach in einem Telefonat klären. Tatsächlich verhält es sich so, dass die Wahl des einzusetzenden Rettungsmittels dem Mitarbeiter am Notruf zusteht. Der Ersthelfer erklärt am Telefon lediglich das „Wo, Was, Wie viele und Wer".

Warum ist es nun aber wesentlich, jemanden im Sinne der Ersten Hilfe nicht einfach in sein privates Auto einzuladen und ihn schnell ins nächste Krankenhaus zu bringen? Zu allererst, es ist des Ersthelfers seine Aufgabe nicht. Ich möchte es unterlassen, mit rechtlichem Kram zu langweilen, vor allem, weil die Erste-Hilfe-Leistung, solange sie denn erbracht wird (!), eine rechtlich konsequenzlose Tätigkeit darstellt. Und das ist, mit zugedrückten Augen, gut so, denn der Ersthelfer soll sich in seiner nach bestem Wissen und Gewissen durchgeführten Hilfeleistung nicht durch rechtliche Auswirkungen behindert fühlen. Damit meine ich, dass es zwar kein Verbot des Transportes von Erkrankten und Verletzten gibt (immer mit dem Vorbehalt der Freiwilligkeit auf beiden Seiten), es aber auch nicht ausdrücklich gestattet ist. Keine Zweifel bestehen im öffentlichen Dienst: Weder Taxilenker (die tun's besonders gern) noch die Polizei noch der Bäcker ums Eck dürfen Erkrankte oder Verletzte in ein Krankenhaus bringen/transportieren. Aber auch der Arbeiter auf der Baustelle wird dahingehend bei seinem verletzten Arbeitskollegen tunlichst die Finger davon lassen. Der Transport Erkrankter und Verletzter ist schlichtweg der Rettung vorbehalten.

Wer es trotzdem tut, kann sich mitunter in große Schwierigkeiten bringen. Während der Fahrt mit dem Auto ist eine Schockbekämpfung und Betreuung (psychische Betreuung, Sicherstellung der Lebensfunktionen) unmöglich, ein Bestreben dahingehend kann zur gefährlichen Ablenkung im Straßenverkehr führen. Komplikationen (Übelkeit, Erbrechen, Blutungen, Bewusstseinseintrübung bis hin zur Bewusstlosigkeit, Atemprobleme, Kreislaufprobleme...) können übersehen werden und im engen PKW zum echten Desaster ausarten. Ich glaube nicht, dass ich hier übertreibe, denn auch eine Schnittwunde kann zu einem Schock führen. Mit all seinen lebensbedrohlichen Folgen. Es reicht aber auch schon, wenn bei einem simplen Schnitt unbemerkt Sehnen verletzt wurden, die der Belastung eines unbeholfenen Einsteigens in einen PKW nicht mehr standhalten und reißen.

Und dann die alles entscheidende Frage: Wohin? Möglicherweise kennen Sie sich in Ihrer Umgebung gut aus und in Ihrer Stadt existiert nur ein Spital. Wien hat über 40 Spitäler und nur die wenigsten verfügen, zum Beispiel, über eine Unfallchirurgie (Die Krankenhäuser Hietzing, Sozialmedizinisches Zentrum Süd, oder z.B. die Rudolfstiftung sind Schwerpunkt-Spitäler und bieten trotzdem keine unfallchirurgische Versorgungsmöglichkeit). Und selbst wenn man das richtige Spital erwischte ist noch nicht sichergestellt, dass es auch „geöffnet“ hätte und Patienten aufnähme. Den Notfall versorgt jedes Spital, dann aber, und jetzt erst recht, wird mit der Rettung in ein entsprechendes Krankenhaus überstellt. Warum also nicht gleich die Rettung rufen, die vor diesen offensichtlichen Problemen nicht steht?

Weil es mit dem Taxi oder privat schneller geht? Ich möchte das gar nicht bezweifeln. Man darf aber einen wichtigen Gesichtspunkt nicht aus den Augen verlieren: Jeder Transport verschlechtert den Zustand des Betroffenen und das könnte gefährlich werden, wenn nicht Vorkehrungen getroffen wurden. Wie auch immer die aussehen, sie sind dem Ersthelfer nicht möglich. Es mag zwar sein, dass auch das Warten auf die Rettung nicht den Allgemeinzustand eines Erkrankten oder Verletzten verbesserte, der sofortige und laienhafte (!) Transport mit einer nicht angemessenen Lagerung würde ihn aber garantiert verschlechtern. Abgesehen davon kann ein Ersthelfer vor Ort mit der richtigen Schockbekämpfung weit mehr bewirken, als durch einen schnellen (und sehr risikoreichen) Privat-Transport in ein Spital.

Und letztendlich ist es, und damit schließt sich der Kreis, aus „rechtlichen“ Gründen, nicht einsichtig, warum man zu betreuende Personen in der Ersten Hilfe die Rettung verwehrt, wo doch jeder das „Recht“ darauf hätte, noch dazu ein kostenloses. Aber das Recht des einen scheint nicht immer die Pflicht des anderen zu sein, obwohl doch gerade die Erste Hilfe darauf baut. Denn ich habe ein Recht darauf, dass mir andere helfen, denn es ist deren Pflicht, dies zu tun. Lassen Sie sich nicht auf Diskussionen über den Einsatz eines Rettungsmittels ein. Sollten Sie auch nur den geringsten Zweifel äußern, greifen Sie sofort zum Telefon und holen sich Hilfe! Sie haben ein Recht darauf. Und dieses Recht ist Ihre Pflicht.

Unterlassene Hilfe kostet Leben

Alkohol und die Erste Hilfe

Schon öfters habe ich in meinem Blog über fragwürdige politische Tendenzen im Bereich Gesundheit, Erste Hilfe und Krankenversicherungen geschrieben. Die politischen Versuche, das Volk zu mehr Eigenverantwortung zu bewegen hätten möglicherweise zur Folge, dass bei der Durchführung der Ersten-Hilfe-Leistung gezögert und überlegt werde, ob denn die Hilfeleistung auch finanziell gedeckt sei (z.B. Hubschraubereinsätze im alpinen Bereich), was zu gefährlichen Situationen führen könnte.

Gerade die letzte Debatte über das „Komatrinken" und die damit verbundene Frage, wer denn für diese vermeintlich mutwillig selbstzugefügten Gesundheitsschäden und die damit verbundenen Hilfemaßnahmen und Kosten verantwortlich sei, treibt wieder seltsame Blüten. So kam der damalige Obmann der Oberösterreichischen Gebietskrankenkassa Alois Stöger auf die Idee, von minderjährigen „Komatrinkern" verursachte Behandlungskosten von Eltern oder sogar den mitverschuldenden Wirten zu regressieren. Eine mehr als Verdopplung der Einsatzkosten bei Komplikationen mit Alkoholmissbrauch in den vergangenen vier Jahren müsste ein Umdenken erfordern, so Stöger.

Weder Stögers Grundidee, noch Österreichs Alkoholproblem sind neu. Krankenversicherungen verweigern bereits seit 1957 Zahlungen, wenn ein Patient wegen Alkoholmissbrauchs mit der Rettung ins Krankenhaus kommt und dort lediglich „ausgenüchtert" wird, also keine „echte" medizinische Versorgung notwendig ist. Das mag lapidar klingen, der Patient kann sich so aber schnell einer unbezahlten Rechnung von 500 bis 1.000 € gegenübersehen. Die Idee, diese Kosten nun zu regressieren, noch dazu von den „Mittätern", nämlich jenen, die gar keinen Alkohol verabreichen hätten dürfen, ist kreativ. Da lassen sich lustige Szenen ausdenken: In einem netten Beisl saufen sich Minderjährige die Gehirnwindungen gerade, der Euro klimpert, der Alkohol rinnt. Plötzlich kippt ein Mädel vom Barhocker und bleibt reglos am Boden liegen. Ein Freund will schon zum Handy greifen und die Rettung rufen, da schreitet der Wirt ein und meint mit fester Stimme: „Wannst die Rettung ruafst, reiß i da ane an. Oda glabst, i will die Kosten von dem Schas ano zoin?"

Ich halte es für schwer verständlich, warum derzeit alles unternommen wird, damit die Sinnhaftigkeit von Erste-Hilfe-Leistungen hinterfragt werden. Ständig bekommt der Nachrichtenhörer und Zeitungleser ins Unterbewusstsein geflüstert, man solle es sich zweimal überlegen, die Rettung zu rufen. Die Statistiken über die Hilfsbereitschaft der Österreicher kann man, wie jede andere Statistik auch, so oder so lesen. Ich bin der Meinung, der Österreicher leistet gute Erste Hilfe. Vielleicht nicht übermäßig oft, aber das System funktioniert. Aber wehe, der Ersthelfer kommt von sich aus auf die Idee (oder wird dazu verleitet) einmal nachzudenken, welche Konsequenzen sein Tun haben könnten, wenn Versicherungen die Leistungen verweigerten. Überlegen wir nur, welche immensen Mehrkosten entstünden, wenn sich wegen solchen Fehlschlüssen die Ersthelfer aus der Rettungskette ausgliederten! Eine funktionierende Erste Hilfe ist Voraussetzung für eine gute Versorgung und rasche Genesung des Patienten. Wir sollten mit diesem wichtigen Kettenglied nicht so leichtfertig umgehen.

Dass wir dies aber tun, zeigt Stögers Vorschlag, der, weil er undurchführbar ist, nur zu unnötiger Unruhe in der Ersten Hilfe führt; undurchführbar wegen der derzeitigen Gesetzeslage: Die Krankenkassen trifft eine Leistungspflicht (!), wenn vor Ort durch die Rettung eine Notwendigkeit für eine Einlieferung festgestellt wird. Da wir hier von „Komatrinkern" sprechen, kann man wegen der Bewusstlosigkeit (Koma) wohl von einer Notwendigkeit ausgehen. Abgesehen davon kann man bei Alkoholmissbrauch nie ausschließen, dass der Patient nicht auch durch Komplikationen gefährdet wird: Alkohol senkt drastisch den Blutzuckerspiegel und die Atemleistung, und eine Alkoholvergiftung kann tödlich enden. Und dann kann man auch nur bedingt von Selbstverschulden sprechen. Denn wie wäre das versicherungstechnisch dann bei Übergewichtigen oder Rauchern?

Darum, lassen Sie sich nicht durch solche schlecht durchdachten Ideen zu falschen Schlüssen verleiten! In Österreich wird (und das mit Sicherheit auch noch auf lange Zeit) eine notwendige Hilfeleistung von den Versicherungen gedeckt (Ausnahmen sind zusätzlich versicherungswürdige Situationen, wie bereits erwähnt z.B. der alpine Bereich. Wirtshäuser zählen nicht dazu). Dabei spielt das Verschulden keine Rolle. Lassen Sie sich nicht durch unüberlegte Äußerungen unserer Politiker zu einer unterlassenen Hilfeleistung verleiten, nur weil es möglicherweise in jener Situation so aussähe, als ob es g'scheiter wäre nicht zu helfen, bevor gar jemand eine Rechnung bezahlen müsste. Unterlassene Hilfe kostet Leben! Und im Extremfall Ihnen die Freiheit.

SVB rät zum Zivilprozess gegen Ersthelfer

Über geteilte Verantwortungen in der Ersten Hilfe

Aus beruflichen Gründen musste ich mich kürzlich über die Verrechnung von Rettungsflügen in Österreich informieren. Mir war zwar noch der Streit über die von Sozialversicherungen nicht bezahlten Hubschraubereinsätzen zu Notfällen im alpinen, touristischen und freizeitsportlichen Bereich in Erinnerung, ich benötigte aber noch Informationen über die Verrechnung nicht indizierter Einsätze in allen anderen Notsituationen (z.B. selbstverschuldeter Verkehrsunfall). Bei meiner Recherche stieß ich auf der Webseite der Sozialversicherungsanstalt der Bauern auf einen höchst interessanten Artikel, einer Presseaussendung, in der indirekt dem Patienten ein zivilrechtliches Verfahren gegen den Ersthelfer empfohlen wird, sollte dem Patienten vom Flugrettungsdienst eine Privatrechnung gestellt werden, die von der Versicherung nicht bezahlt würde, weil der Ersthelfer ohne Indikation einen Rettungshubschrauber bestellt hätte.

Worum geht es genau? Bekanntermaßen weigern sich österreichische Sozialversicherungsträger bereits seit 40 Jahren, eventuell durchgeführte Flugrettungseinsätze in Bereichen wie Alpinistik, Freizeit und Touristik zu bezahlen. Begründet wird dies meist mit der erhöhten Risikobereitschaft, die auch eine zusätzliche Versicherung rechtfertigen würde. Tatsächlich lassen sich genannte Aktivitäten mit einem Mindestmaß an finanziellem Aufwand über diverse Vereine und deren Versicherungen abdecken, namentlich zum Beispiel der Österreichische Alpenverein, die Naturfreunde, der ÖAMTC, Kreditkartenunternehmen, Privatversicherungen, etc. Allgemein werden Hubschraubereinsätze, und übrigens auch alle anderen Einsätze von Rettungsorganisationen, allerdings aufgrund der geringeren Kosten natürlich nicht so strikt, im Nachhinein chefärztlich auf die medizinische Notwendigkeit geprüft, wodurch sich in der besagten Indikation mitunter eine große Diskrepanz auftun könnte, weil selbst Notärzten, geschweige denn Ersthelfern, beim Unfallgeschehen nicht jene diagnostischen Mitteln zur Verfügung stehen, wie dies im klinischen Bereich der Fall ist. Durch die Tatsache, dass nun Krankenversicherungen nichtindizierte Einsätze nicht bezahlen und es dem Verletzten am Unfallort nicht immer möglich ist, Einfluss auf die Alarmierung des Ersthelfers bei Rettungsorganisationen zu nehmen, kann der Patient so unverschuldet schnell zum finanziellen Handkuss kommen, der selten unter 2.000 Euro ausmacht. Versicherungen nennen dies „Kostenrisiko des Patienten“.

Die gesetzlich geregelte Erste Hilfe bestätigt die Sachlage mit der Aussage, dass immer der Verletzte allfällige Kosten tragen muss und selbstverständlich nie der Ersthelfer als Verständiger der Rettung. Auch der Fall, der Ersthelfer hätte das falsche Rettungsmittel geordert, also eine fälschlich zu hohe Indikation vermutet, wird zugunsten des Ersthelfers entschieden, da es gar nicht Aufgabe des Ersthelfers ist zu entscheiden, welches Rettungsmittel zum Einsatz kommt, sondern die des Leitstellendisponenten, der sich für seine Entscheidungen den Beschreibungen des Ersthelfers bedient.

Nun zur Presseaussendung der SVB. Hier steht übertragen, dass die Möglichkeit besteht, in einem zivilrechtlichen Verfahren gegen jenen Alarmierenden vorzugehen, der den Hubschraubereinsatz veranlasst hat. Weiters wird angeführt, dass dies jedoch nicht nur als unbefriedigend zu bezeichnen ist, sondern es wird in einem Verfahren auch schwer durchsetzbar sein, da der Alarmierer im Notfall überzeugt ist, für den Verletzten oder Kranken nur das Beste zu tun.

Auch wenn Sozialversicherungen allgemein dazu verpflichtet sind, wirtschaftlich zu agieren, sollten sie sich nicht erdreisten, Klagen gegen Ersthelfer zu empfehlen. Das könnte schneller als erhofft zu schlimmen Zuständen im Bereich Erste Hilfe führen. Wenn sich erst einmal herumspricht, dass Ersthelfern Klagen drohen könnten, weil sie Situationen falsch einschätzten, sind wir am besten Weg, einen der wichtigsten Eckpfeiler unserer sozialen Gesellschaft zu verlieren. Und wehe unseren Krankenversicherungen, wenn sie vermehrt Langzeitschäden durch nicht geleistete Erste Hilfe decken müssten!

Eine solche zivilrechtliche Klage mag wahrlich wenig befriedigen, aber nicht, weil der Anrufer nach bestem Wissen und Gewissen handelt, sondern weil er, wie bereits erwähnt, dafür keine Verantwortung trägt. Genauso, wie es ihm ja fast verboten ist, eine Diagnose zu stellen, hat er auch keinen rechtlichen Anspruch auf z.B. einen Hubschrauber. Seine Aufgabe ist es, die 4 „W“ am Telefon wahrheitsgetreu rüber zu bringen: Wo, Was, Wie viele, Wer: Wo ist der Unfallort, was ist geschehen, wie viele sind verletzt und wer ruft an. Kein Wort von „was wird benötigt“.

Ich bin kein Rechtsgelehrter und schon gar kein Hellseher. Ich kann nicht mit absoluter Sicherheit behaupten, dass nicht doch jemals ein Ersthelfer zur Rechenschaft gezogen würde, weil er für den nichtindizierten und damit von Krankenversicherungen unbezahlten Einsatz eines Hubschraubers verantwortlich gemacht werde. Darum in der Ersten Hilfe mein Tipp: „Schuster, bleib bei deinem Leisten!“ Beschreiben Sie dem Kollegen am anderen Ende der Leitung möglichst genau die Sachlage. Niemand verlangt oder erwartet eine Diagnose oder die Einschätzung der Lage. Wenn der

Leitstellendisponent wirklich der Meinung ist, ein Hubschrauber wäre angebracht, bedanken Sie sich für seine Mühe! Der Patient kann sich dann zivilrechtlich an ihn wenden, wenn ihm danach ist.

Und das mit dem Schuster gilt auch für die SVB.

Wenn Ärzte Hilfe leisten

Der Unterschied zwischen Erster und Ärztlicher Hilfe

Da trifft mich doch der Blitz, dachte ich mir, als ich letztens auf der Webseite von www.aldis.at[4] lustlos herum klickte. Dabei hätte es schon gereicht, träfe mich der Schlag. Lesen Sie hier, warum es besser wäre, Mediziner gäben keine Ratschläge zur Ersten Hilfe.

Es steht völlig außer Diskussion, dass die Erste-Hilfe-Leistung einen enorm hohen Stellenwert in der Versorgung von Notfallpatienten hat. Unterlassene oder unsachgemäße Hilfeleistung kann den Heilungsprozess und Krankenhausaufenthalt verlängern, was neben moralischen Gründen in der heutigen Zeit gerade finanziell ja nicht uninteressant ist, oder im schlimmsten Fall den Tod für den Betroffenen bedeuten könnte, und zwar noch bevor hochmoderne Medizin überhaupt zum Einsatz kommen konnte.

Aus diesem Grund wird Erste Hilfe bereits in der Volksschule unterrichtet, gefolgt von mindestens einer Doppelstunde in der Mittelschule und der Möglichkeit eines Wahlfaches „Erste Hilfe“ in der AHS. Als Medizinstudent bekommt man für ein Semester ausreichend Zeit, dies wichtige Thema tiefschürfend zu studieren.

In einer anderen Galaxie vielleicht.

Hierzulande hat man als Durchschnittsbürger gerade einmal peripheren Kontakt mit der Ersten Hilfe, wenn man sich um einen Führerschein bemüht, eventuell später nochmals, wenn man den Fetz'n wegen eines Fetz'ns verliert oder wenn man wegschaut, wenn eine Hilfeleistung von Nöten wäre.

Aber die akademische Elite, vulgo Mediziner, werden sich doch sicher intensiv in den Techniken der Ersten Hilfe üben?

Mitnichten. Das Pflichtpraktikum „Erste Hilfe“ wird im Medizinstudium an österreichischen Universitäten mit einer läppischen Semesterstunde (= 45 Minuten x 15) abgesessen. Zum Vergleich: Der Standard-Erste-Hilfe-Kurs bei namhaften Rettungsorganisationen wie zum Beispiel dem Arbeiter Samariter Bund dauert 16 Stunden (Führerscheinkurse 6 Stunden).

---

[4] Webseite zur Blitzortung und Blitzdokumentation

Wer sich nach seinem Medizinstudium nicht zum Anästhesisten oder Notarzt ausbilden lässt (und da gibt es reichlich andere Möglichkeiten), hat von der Ersten Hilfe so viel Ahnung, wie jeder andere Bürger in diesem Land.

Das glauben Sie mir nicht? Dann kehren wir zum Anfang dieses Artikels zurück, und blättern gemeinsam auf www.aldis.at, wo uns ein Internist über die Erste-Hilfe-Maßnahmen bei einem Blitzschlag aufklärt. So wird gleich zu Beginn empfohlen, bei Bewusstlosen unverzüglich eine Notfalldiagnose zu stellen.

Um festzustellen, ob jemand sein Bewusstsein verloren hat, muss eine Notfalldiagnose gestellt werden, und nicht umgekehrt. Dabei wird Bewusstsein, Atmung und Kreislauf kontrolliert. Als Diagnose lässt sich folglich Bewusstlosigkeit oder Atem-Kreislaufstillstand stellen. Wozu also bei einem Bewusstlosen die Notfalldiagnose stellen? Weiters wird darauf gedrängt, bei Notwendigkeit sofort mit künstlicher Beatmung mit Mund [sic!] und äußerer Herzmassage zu beginnen.

Was ich in der Ersten Hilfe noch nicht gesehen habe (und ich habe während meiner Lehrtätigkeit viel gesehen), ist eine natürliche Beatmung, oder eine Beatmung mit einem anderen Körperteil als dem Mund. Und den Hinweis auf die „äußere Herzmassage“ halte ich für essentiell: Sonst käme nämlich noch jemand auf die Idee, dem Bewusstlosen (dazu später mehr) den Brustkorb zu öffnen, das Herz in die Hand zu nehmen und eine innere Herzmassage durchzuführen.

Ein paar Zeilen später erfahren wir von der Notwendigkeit, bei Kreislaufstillstand oder Atemstillstand einen Notarztwagen oder Rettungshubschrauber anzufordern.

Hört sich vernünftig an, ist aber schrecklich falsch. Solche Aussagen bringen Ersthelfer in schlimme Entscheidungsnot. Denn es liegt nicht im Ermessen des Ersthelfers, über das eingesetzte Rettungsmittel zu entscheiden. Außerdem impliziert obige Äußerung, dass Bewusstlose keinen Notarzt benötigten. Wie eingangs erwähnt, könnte dies ohne Weiteres zum Tod des Betroffenen führen.

Dann liest man noch, man solle bei allen Verunglückten auf Schocksymptome achten und allenfalls eine Schockbekämpfung durchführen.

Als Internist sollte man über die Gefahren eines Schocks informiert sein und tatsächlich ist man bei keinem anderen Facharzt mit einem Schock-Geschehen besser aufgehoben, als bei einem Internisten. Und wenn der nicht mehr weiter weiß, hilft ihm bestimmt bereitwillig der Anästhesist. Als Kliniker muss man sich auch nicht mit solch unangenehmen Dingen wie Schock-Vermeidung herumärgern, man bekommt den Patienten ja schon im schlechten Allgemeinzustand. Wenn der Ersthelfer aber sein Handwerk versteht, hat er die Möglichkeit, einen Schock, der akute Lebensgefahr bedeutet, zu verhindern(!). Lange Rede, kurzer Sinn: In der ersten Hilfe ist jeder Betroffene einer Schockbekämpfung zuzuführen. Und nicht erst, wenn der Schock bereits auftritt. Dies hat den Stellenwert einer Lebensrettung!

Nun wird es etwas verwirrend: „Ist der Patient bewusstlos? Wenn ja, Basisreanimation, Intubation. Beatmung. Bei Kreislaufstillstand Reanimation."

Ja, so mag es jemandem ergehen, der einen Blitzschlag erlitten hat. Das klingt sehr nach „Hau-drauf-und-Schluss-Methode". Herr Doktor, möchten sie denn nicht mit ihrem Patienten sprechen? Wenn alle bewusstlosen Patienten intubiert ins Krankenhaus kämen, wie managten sie dann ihre Intensivstation? Und überlegen sie nur, was das für eine Schweinerei gäbe, wenn Ersthelfer intubierten! Reicht denn der Luftröhrenschnitt nicht mehr?[5] Und, auch wenn es noch so toll klingt, Bewusstlose sollte man keiner Basisreanimation zuführen, sonst könnte letztendlich eine Intubation tatsächlich indiziert sein.

Dann freut man sich darüber, dass, wenn am Beginn der Reanimation Lebenszeichen bestünden, der Patient gute Überlebenschancen hätte.

Nun ja, aber nur, wenn man die Reanimation unterlässt.

Und wieder wird dem Ersthelfer eine schwierige Frage gestellt: „Bestehen darüber hinaus Asystolien?" Sie wären nämlich charakteristisch für einen Blitzschlag, könnten aber auch spontan wieder in einen Sinusrhythmus übergehen.

Unter Asystolie versteht man in der Medizin den Herzstillstand schlechthin. Wie das wohl aussehen mag, wenn er an einem Menschen in der Mehrzahl auftritt? Vielleicht meint man ja auch extrasystolische Arrhythmien, was auch besser zum Hinweis „charakteristisch für einen Blitzschlag" passen würde, ebenso wie die Tatsache, dass es zur Spontanheilung kommen kann. Ein Herzstillstand heilt nur selten von selbst. Außerdem spricht man in der Ersten Hilfe nicht von Zuständen, die im optimalen Fall einträten. Sonst folgerte noch jemand, man könne jemanden mit einem Herzstillstand auch einfach liegen lassen. Mit etwas Glück überlebe man das dann (rechtlich).

Man sieht also, so einfach ist das nicht mit der Formulierung in der Ersten Hilfe, da hilft auch kein akademischer Grad. Mit großer Wahrscheinlichkeit aber ein Erste Hilfe Kurs. Im Verein Ihres größten Vertrauens.

---

5 Besonders bei Kursteilnehmern, die in ihrem Leben mit der Ersten Hilfe intellektuell nur peripheren Kontakt hatten, fiel mir auf, dass das vermeintliche Wissen um die Notwendigkeit eines Luftröhrenschnitts besonders tief sitzt. Leider gelang es mir während meiner Lehrtätigkeit nicht herauszufinden, worin dieses Wissen wurzelt. Tatsächlich ist der Luftröhrenschnitt in der Ersten Hilfe keine Option.

Kdolsky als Lebensretterin

Wenn Bewusstlose in Ohnmacht fallen

Laut eines Artikels in der Tageszeitung „Österreich" soll unsere (damalige) Gesundheitsministerin Andrea Kdolsky während einer Zugfahrt das Leben einer 63-jährigen gerettet haben. Na, Sie können sich vorstellen, dass mir das natürlich einen Blogeintrag wert war.

Diese Schlagzeile schlug mir beim U-Bahnfahren von der Seite ins Gesicht und weil ich diese Zeitung öffentlich nicht lese, recherchierte ich im stillen Kämmerchen auf oe24.at. Der dazugehörige Artikel war schnell gefunden.

Darin war zu lesen, dass Frau Dr. Kdolsky einem Fahrgast der ÖBB das Leben rettete, weil sie die Pensionistin, die einen Kreislaufkollaps erlitten hatte, fachgerecht „in die stabile Seitenlage hievte". Kdolsky soll innerhalb Sekunden bei der Bewusstlosen (!) gewesen sein und einen Kreislaufkollaps diagnostiziert haben. „Kdolsky stabilisierte die 63-jährige, legte ihre Beine hoch, gab ihr zu trinken, als die Frau wieder bei Bewusstsein war - und rettete ihr so das Leben", Zitat „Österreich" auf www.oe24.at.

Wir wollen nicht länger über diese Perle deutschen Journalismus sinnieren, sondern uns gleich auf die Fakten stürzen. Da wäre einmal die Bezeichnung „Kreislaufkollaps". Dass diese hier verwendet wird, möchte ich gar nicht bemängeln, wiewohl aber daran erinnern, dass ein Kreislaufkollaps im Volksmund verwendet unterschiedliche Bedeutung haben kann. So wage ich eine Spanne von Übelkeit über Ohnmacht und Bewusstlosigkeit bis hin zum Herzstillstand zu behaupten. Wer eine wissenschaftliche Beschreibung benötigt, schlägt in medizinischer Literatur nach.

Wichtig dabei ist der Unterschied zwischen „Ohnmacht" und „Bewusstlosigkeit". Bei ersterer besteht keine Lebensgefahr, es sei denn der Umstand, der zur Ohnmacht führte, wäre selber lebensbedrohlich. Überlässt man einen Ohnmächtigen sich selbst, bestehen gute Chancen, dass er, ohne bleibende Schäden davonzutragen, meist rasch wieder zu sich kommt. Bei einer Bewusstlosigkeit kann und wird die Unterlassung einer Erste-Hilfe-Leistung (oder das Hochhalten der Beine) mit großer Wahrscheinlichkeit zum Tode führen.

Einem gemeinen Kreislaufkollaps folgt eine mehr oder weniger schlimme Sauerstoffunterversorgung des Hirns, weswegen man durchaus davon ausgehen kann, dass jemand lediglich in Ohnmacht verfallen ist. Die richtige Erste-Hilfe-Maßnahme wäre das Hochhalten der Beine. Dabei fließt Blut von den Beinen Richtung Hirn, was die Sauerstoffversorgung desselben begünstigt und den Betroffenen aufwachen lässt (gleiches geschieht übrigens auch, wenn man den Ohnmächtigen einfach am Boden liegen lässt). Allerdings, und hier ist große Vorsicht geboten, muss das nicht so sein. Es könnte sich auch um eine lebensbedrohliche Bewusstlosigkeit handeln. Ein „am Boden liegen lassen", bzw. Hochlagern der Beine würde zwangsläufig zum Ersticken führen, wenn nicht auch schon längst der Kreislauf versagt hat. Die Unterscheidung, ob ohnmächtig oder bewusstlos, fällt dem Ersthelfer begreiflicherweise oft schwer, weswegen in der Ersten Hilfe meist empfohlen wird, bei Zweifel eher die stabile Seitenlage anzuwenden.

Gehen wir einmal davon aus, dass sich der Journalist der „Österreich" im ersten Absatz nicht „verschrieben" hat und Frau Dr. Kdolsky die 63-jährige tatsächlich in die stabile Seitenlage „gehievt" hat, dann hat die werte Dame jetzt einen fürchterlichen Wirbelsäulenschaden. Na, versuchen Sie einmal in der stabilen Seitenlage die Beine hochzulagern!

Zugegeben, das war wohl nicht der Fall. Dass nun das Hochlagern der Beine nicht zum Tod der Dame führte, kann nur daran liegen, dass sie nicht bewusstlos war. Folglich war sie ohnmächtig. Und damit nicht in Lebensgefahr.

Leider nein, kein weiteres gerettetes Leben am Konto. Als Gesundheitsministerin wäre es vielleicht besser, die Haut unserer Ärzte zu retten. Gerüchten zufolge sollen die sich auch in einem schlechten (finanziellen) Allgemeinzustand befinden. Und diesmal wird Hochlagern der Beine alleine nicht ausreichen.

Krieg unter Ärzten…

… hätte die Kronenzeitung geschrieben. Ganz so schlimm ist es nicht, es wäre sogar fast zum Schmunzeln, würde die folgend diskutierte Kontroverse zwischen Kardiologen und Allgemeinmedizinern nicht schon wieder am Rücken des Patienten ausgetragen werden. Außerdem ist das Thema wieder hochinteressant für den Ersthelfer und letztendlich für uns alle und darum möchte ich es hier beleuchten.

Es geht um die Problematik „rasche Diagnostik, Alarmierung und Behandlung bei Verdacht auf Herzinfarkt“, einer Notsituation, mit der in Österreich teilweise katastrophal umgegangen wird, wie ich selber im Rettungsdienst allzu oft miterlebte. Erschreckend oft zeigt sich in der Anamnese, dass der Patient nach Erstsymptomen für einen Angina-Pectoris-Anfall einen Ordinationstermin bei einem Praktiker erst nach Tagen erhält, dieser den Patienten mit dem Hinweis, ins Krankenhaus zu fahren und einer schriftlichen Einweisung wieder nach Hause schickt (!) und der Patient wiederum Tage später die Rettung ruft. So vergeht gar nicht selten eine Woche ab Erstsymptomatik, bis der Patient im Krankenhaus eintrifft, womit sich dann die Erstdiagnose „Herzinfarkt“ des Praktikers leider oft tatsächlich bestätigt.

Am 28. August 2007 druckt „Der Kurier“ einen Artikel mit dem Titel „Wer zu lange wartet, hat verloren“. Darin betont Univ.-Prof. Dr. Kurt Huber die Wichtigkeit, schnellstmöglich nach dem ersten Verdacht für Angina Pectoris oder sogar einem Herzinfarkt das Spital aufzusuchen, um ehestmöglich mit der allesentscheidenden Therapie anzufangen. Als Schwerpunkttherapie nennt Huber die Behandlung mittels Ballonkatheters, bei der verengte Blutgefäße aufgedehnt werden, um so die Blutversorgung des Herzens schnell wieder zu gewährleisten. Durchschnittlich vier Stunden dauert es in Österreich, bis der Patient dieser Behandlung zugeführt wird, womit wir in gutem weltweiten Schnitt lägen[6]. Prof. Huber nennt auch noch die Wichtigkeit der zeitlichen Optimierung und erwähnt dabei sogar die Rettungssysteme. In einem Nebenartikel werden schließlich sehr klare Worte gefunden: „Bei jedem Brustschmerz, der länger als 15 Minuten dauert, sollte man sofort die Rettung und nicht den Hausarzt rufen.“

---

6 Das widerspricht meinem genannten Beispiel aus der Praxis, auch im Durchschnitt. Ich erlaube mir aus persönlicher Erfahrung vier Stunden als völlig unrealistisch zu beschreiben.

Am 31. August kommt auch schon die Gegendarstellung vom Präsidenten der Österreichischen Gesellschaft für Allgemeinmedizin, Erwin Rebhandl. Die Argumente sind mehr als kurios: „Wird zuerst der Hausarzt gerufen, verständigt dieser umgehend die regionale Rettungsleitzentrale." Regionale Rettungsleitzentrale. Klingt wichtig. Viel wichtiger als „verständigt die Rettung". So betrachtet würde man sich dann nämlich die Frage stellen müssen, warum man den Praktiker anrufen sollte, damit der dann die Rettung verständigt. Ich möchte hier ausdrücklich anmerken, dass diese Vorgehensweise dem Sinn der Ersten Hilfe auf das Äußerste widerspricht. Denn wie wir schon im Führerscheinkurs alle lernten, spielt beim Notruf die Zeit eine wesentliche Rolle. Stellen wir uns kurz das meistbeschriebene Symptom eines Angina-Pectoris-Anfalls vor: Todesangst („Vernichtungsängste"). Können Sie von sich behaupten, in diesem Ausnahmezustand in der Lage zu sein, die Telefonnummer Ihres Praktikers innerhalb Sekunden griffbereit zu haben? Und wenn Ihr Praktiker gerade nicht erreichbar ist, werden Sie dann eine Vertretung suchen? Spätestens jetzt muss klar sein, warum es Notrufnummern gibt. Die nützen aber leider nur, wenn man sie auch wählt.

„Auch Patienten mit Verdacht auf Herzinfarkt haben ein Anrecht auf rasche hausärztliche Versorgung vor Ort", heißt es weiter in der Stellungnahme von Rebhandl. Wir haben auch ein Recht auf gute und rasche Lebensmittelnahversorgung. Aber wer braucht die schon in dem Zustand? Der Zusatz „vor Ort" verlangt genauere Betrachtung. Angenommen jemand bekäme gegen 10 Uhr vormittags einen Herzinfarkt und würde seinen Hausarzt verständigen. Dann würde dieser laut Rebhandl bei ihm vorbeisehen (und einen Ballonkatheter setzen?)? Wohl kaum. Der hat nämlich gerade eine volle Ordination. „Vor Ort" kann also nur bedeuten, dass ich mich gemeinsam mit meinem Herzinfarkt auf den Weg in seine Ordination mache (übrigens tun das viele Patienten leider wirklich, wahrscheinlich letztendlich als Folge solcher Aussagen).

Und schließlich haut's dem Fass den Boden raus: „Überdies seien die Hausärzte in den meisten Fällen deutlich früher bei den Patienten." Als wer? Die Rettung? Und was macht der Hausarzt dann beim Patienten? Eine lebensrettende Einweisung schreiben (die man gar nicht erst benötigte, riefe man die Rettung)?

Nebenbei sei noch erwähnt, dass es bei einem Schlaganfall (Hirninfarkt) leider eine Analogie gibt. Auch hier wird auf gleiche verantwortungslose Art lebensrettende Zeit des Patienten vergeudet. Da erscheinen die besten und teuersten Schwerpunktstationen[7] völlig sinnlos, wenn der Patient erst Tage nach dem Erstgeschehen im Spital eintrifft.

Hier bleibt ein ganz übler Nachgeschmack. Man könnte meinen, die Österreichische Gesellschaft für Allgemeinmedizin hat Sorge, ihr könnte ein Stück vom Honorarkuchen abhandenkommen. Sonst müsste man nämlich auch dafür eintreten, einen Oberschenkelbruch zum Praktiker zu schicken, was die Absurdität etwas offenkundiger erscheinen lässt. Oder sollte der Patient hier etwa kein Anrecht auf einen Praktiker haben?

---

7 Stroke Units, für eine schnelle Behandlung innerhalb von 6 Stunden nach den ersten Symptomen

Patientenverfügung im Notfall

Unterlassene Verfügungen

Eine Patientenverfügung bedeutet für jeden Helfer, vom Ersthelfer über den Sanitäter, der Krankenschwester bis hin zu Arzt, Unbehagen. Wohl nicht nur wegen des Verlangens des Patienten nach unterlassener Hilfe, sondern besonders aufgrund vermeintlich unklarer Geltungsbereiche. Dabei regelt ein seit 1. Juni 2006 geltendes Bundesgesetz in Österreich die Patientenverfügung im Detail und lässt dabei keine Fragen offen. Eine aktuelle Diskussion macht dieses Thema wieder aktuell und ich erlaube mir, die Gelegenheit zu ergreifen und hier etwas Licht in die Angelegenheit zu bringen.

Wie so oft entsteht ein Problem überhaupt erst, weil man sich nicht ausreichend informiert. So wird auf www.sozialversicherung.at in einem Ratgeber zur Patientenverfügung jede Sachlage leicht verständlich erklärt. Und, für uns nun wesentlich, es wird auch darauf eingegangen, was im Notfall zu tun ist. Ich fasse hier die wichtigen Punkte zusammen:

Die Patientenverfügung ist ein persönliches Recht und kann nicht durch Stellvertreter oder Sachwalter errichtet werden (das ist im Notfall durchaus wichtig zu wissen, besonders dann, wenn sich eine Person zwischen Patienten und Helfer stellt).

Ist eine Person (die zuvor eine Patientenverfügung erwirkt hat) ansprechbar, kann sie jederzeit formlos (auch mündlich) diese Verfügung außer Kraft setzen. Hier reicht bereits das Kopfnicken des Patienten auf eine explizite Frage aus. Zwar wird im Gesetzestext nicht darauf eingegangen, inwieweit der Patient hierbei zurechnungsfähig sein muss. Man kann aber davon ausgehen, dass bei einer Handlung des Patienten, aus der geschlossen werden kann, dass sich sein Wille gegen seine eigene Patientenverfügung richtet (also „Hilfe nun doch gewünscht ist“), sofort mit der Hilfeleistung begonnen werden soll. Außerdem tritt die Patientenverfügung automatisch außer Kraft, wenn der Patient willensbildungsfähig ist und seine Willenserklärungen abgibt(!).

In der Patientenverfügung müssen medizinische Handlungen ausdrücklich aufgeführt werden. Eine Verallgemeinerung nach dem Motto „ich will nicht reanimiert werden“ ist dabei nicht möglich, sehr wohl aber das Verweigern z.B. einer Intubation. Ob dies auch für den Notarzt (und für die Rettung) gilt, behandle ich später.

Neben der schriftlichen, gibt es auch die Möglichkeit einer „beachtlichen" Patientenverfügung, welche formlos und auch mündlich erfolgen kann. Da im Bereich Erste Hilfe und Sanitätshilfe der Helfer immer an den Willen des Patienten gebunden ist, muss sich der Ersthelfer eventuell, falls die Annahme der Hilfeleistung verweigert wird, neben der Absicherung einer Unfallstelle auf die Alarmierung von Einsatzkräften beschränken.

Und nun die Notfallsituation:

Klar und eindeutig steht im Gesetzestext, dass die Notfallversorgung (Erste Hilfe, Rettung, Notarzt) von der Patientenverfügung nicht berührt wird. Am Notfallort „ist nicht nach einer Patientenverfügung zu suchen". Was aber, wenn neben dem Patienten eine notariell beglaubigte Verfügung liegt und nicht erst gesucht werden muss? Nochmals: Die Notfallversorgung ist von der Patientenverfügung nicht berührt. Der Notar [sic!] lässt eine solche Formulierung gar nicht zu (bzw. natürlich das Gesetz), also kann man sich die Suche danach sparen (genauso wie die Gedanken darüber, ob das Dokument echt sei, oder nicht). Das ist vor allem dann interessant, wenn sich jemand zwischen Helfer und Patienten stellt und behauptet, er sei der Vorsorgebevollmächtigte und damit der Stellvertreter des Patienten in medizinischen Behandlungsfragen. Das mag er ja sein. Aber erst, wenn der Patient notfallmedizinisch versorgt ist und ins Krankenhaus befördert wurde. Denn: Die Notfallversorgung ist von der Patientenverfügung nicht berührt.

Auf der Seite der Anwaltspartnerschaft Dr. Karl Krückl und Dr. Kurt Lichtl stolperte ich bei der Recherche zu diesem Artikel über folgende Aussage von Helmut Köberl, Leiter der Rechtsabteilung der Allgemeinen Unfallversicherungsanstalt (AUVA): „Im Notfall geht klar Wohl vor Wille". Und: „Damit werde auch verhindert, dass Selbstmörder mittels Patientenverfügung ihrer möglichen Rettung entgehen. In solchen Fällen nichts zu tun, wäre Beihilfe zum Selbstmord und strafbar".

Und damit möchte ich den Kreis schließen, denn ich denke es ist nun klar warum ich meinte, hier läge ein konstruiertes Problem vor.

Wer im Internet sucht, wird diesbezüglich auch auf Kuriositäten stoßen. In einem Artikel des Bundeskanzleramtes wird zum Beispiel empfohlen, im Notfall möglichst den Hausarzt und nicht den Notarzt zu alarmieren. Ob dies im Sinne einer Patientenverfügung ist? Wohl kaum. Wie bereits beschrieben, können in der Patientenverfügung gar keine Bestimmungen über den Notfall getätigt werden. Wie kann man da empfehlen, im Notfall professionelle Hilfe zu verweigern? Internetdiskussionen von Sanitätern im Internet zeigen, dass bezüglich der Patientenverfügung die Ausbildung völlig versagt.

Zur aktuellen Diskussion wurde die Patientenverfügung nun nur, weil es scheinbar selbst für das Krankenhauspersonal trotz gegebenenfalls zur Verfügung stehender Zeit nicht möglich ist, in einem zentralen Register eine etwaige Verfügung ausfindig zu machen. Darum wird ein Vermerk im Chip der Versicherungskarte „e-card“ angedacht, dessen Realisierung aber erfahrungsgemäß noch etwas dauern dürfte, wenn sich denn auch unsere Regierung dahingehend einig werden würde.

Die Autoapotheke

… wie wir sie oft liebevoll nennen, hat mit einer eigentlichen Apotheke nicht viel gemeinsam. Ein etwas fragwürdiger Beitrag auf „Radio Wien“ hat mich motiviert, etwas über dieses hilfreiche Kleinod, das vom österreichischen Autolenker eher stiefmütterlich behandelt wird, zu sinnieren. Dazu möchte ich hier auszugsweise ein paar Sätze aus der Radiosendung zitieren.

„Der Inhalt eines KFZ-Verbandskastens ist gesetzlich vorgeschrieben.“

Falsch. Beziehungsweise Ansichtssache. Im §102 Abs. 10 des Kraftfahrzeuggesetzes steht geschrieben, dass „[…] der Lenker auf Fahrten Verbandzeug, das zur Wundversorgung geeignet und in einem widerstandsfähigen Behälter staubdicht verpackt und gegen Verschmutzung geschützt ist, […] mitzuführen hat.“ Mehr schreibt der Gesetzgeber nicht vor. Erwähnenswert ist hierbei, dass gerade für das Verbandszeug keine ÖNORM angegeben ist, denn für die Warnkleidung (ÖNORM EN 471) wird diese explizit angeführt. Dabei gibt es sehr wohl Önormen für Verbandskästen, nämlich die ÖNORM V 5101 für mehrspurige und die ÖNORM V 5100 für einspurige Kraftfahrzeuge.

„Das bedeutet, es ist völlig egal, was mein Verbandskasten beinhaltet.“

Natürlich nicht. Zwar ist eine ÖNORM „nur“ eine „Empfehlung“, deren Anwendung „grundsätzlich freiwillig“ erfolgt (siehe Österreichisches Normungsinstitut), im Zweifelsfall kann sich die Legislative oder Exekutive aber auf die ÖNORM berufen bzw. sich ihrer bedienen. Für die Praxis bedeutet das, der Fahrzeuglenker darf durchaus eine mit Verbandszeug selbst befüllte gut verschließbare Plastikdose als vorgeschriebenes Verbandspaket mitführen, ob diese jedoch die Prüfung durch einen kritischen Exekutivbeamten besteht, liegt im Ermessen desselben, wobei wir davon ausgehen, dass sich der Exekutivbeamte an die Empfehlung des Normungsinstituts hält. Ich erlaube mir vorzustellen, dass sich eine Verkehrskontrolle bei einem Verbandspaket mit einer genormten Aufschrift schneller gestaltet, als bei einer Jausendose mit dem Aufdruck „hör auf deinen Hausverstand“.[8]

---

[8] Oft wird auf Verbandskästen ein rotes Kreuz angebracht. Inwieweit die Verwendung dieses geschützten Symbols sinnvoll ist, behandelt der Artikel „Das Rote Kreuz, ein leidendes Symbol“ in diesem Buch.

„Das Verbandskästchen kann ablaufen und dann ist der Inhalt schlecht.“ (O-Ton eines Apothekers auf Radio Wien)

Interessant, wie sich Akademiker zuweilen ausdrücken.

Prinzipiell ist diese Aussage richtig. Nur dass nicht eine Verpackung abläuft, sondern das Ablaufdatum. Und zwar des Inhalts desselben. Aber wahrscheinlich hat er es eh so gemeint. Tatsächlich sind manche Gegenstände in einem Verbandskästchen, selbst wenn es staubdicht schließt, nicht ewig haltbar. Verbandspäckchen und Wundauflagen zum Beispiel, die in möglichst keimarmem Zustand mit verletzter Haut in Kontakt kommen sollten, halten ihre Keimfreiheit auch ungenützt in der verschlossenen Packung nicht ewig aufrecht und die Tatsache, dass man im Falle eines Unfalls durch einen im Glücksfall anwesenden und aktiv werdenden Ersthelfer das eigene und dann schon vor langer Zeit abgelaufene und dadurch ganz grauslich mit Keimen verseuchte Verbandszeug auf die eigenen Wunden geklatscht bekommt, sollte als Motivation ausreichen immer darauf zu achten, dass sich das Verbandsmaterial in brauchbarem Zustand befindet.

Sollte man.

„Eine abgelaufene Wundauflage kann durch eine in der Apotheke gekaufte neue ersetzt werden.“

Oder man kauft sich um das gleiche Geld gleich ein nagelneues Verbandskästchen im Baumarkt.

Ein genormtes selbstverständlich.

Tamiflu

und die Pandemie-Panik

Schon zu Zeiten der Vogelgrippehysterie im Jahre 2005 habe ich mich brennend für die „Wahrheit“ über das einzig und allein wirksame Supermedikament Tamiflu interessiert. Leider existierte damals mein Blog noch nicht und damit auch keine Möglichkeit eines Artikels darüber. Deswegen und vor allem wegen aktueller Meldungen möchte ich dies nachholen und etwas den dunklen Bereich um das umstrittene Medikament Tamiflu beleuchten.

Ich kann mich noch gut an die damals ausgebrochene Hysterie um die Vogelgrippe erinnern, als im Jänner 2006 in Marburg ein mit der Vogelgrippe (Virus H5N1) infizierter Schwan tot aufgefunden worden war. Zwar war eine mögliche Gefahr für den Menschen durch „die“ Vogelgrippe im Jahr zuvor schon mehrmals in den Medien skandiert worden, dass sie es aber tatsächlich bis vor unsere Haustüre schaffen würde, konnte sich 2005 noch keiner so recht vorstellen. Was folgte war ein Panikkauf der Kärntner Landesregierung von sagenhaften 240.000 Dosen Tamiflu, womit sich natürlich sofort die Frage der Sinnhaftigkeit dieser Aktion stellt.

Zuerst soll erwähnt werden, dass der Vertrieb des Medikaments Tamiflu, F.Hoffmann-La Roche Ltd, die Lieferung der bestellten Ware erst mit Mitte des Jahres 2006 zusagte. Bis dahin wären wir alle schon an der Vogelgrippe krepiert gewesen. Was aber wieder sehr unwahrscheinlich gewesen wäre, weil wir Kärntner normalerweise nicht bis zu den Ellbogen in Hühnerkacke stieren. Mit dieser verwerflich derben Ausdrucksweise möchte ich vor Augen führen, wie unsinnig eine Panikmache mit der Vogelgrippe ist. Weil sie uns schlichtweg nicht betrifft. Der Vogelgrippe selber wird nicht einmal die Potenz einer pandemischen Seuche zugesprochen. Dazu müsste sie, die Vogelgrippe, sich mit einem humanen Grippevirus verbinden. Weder ist dies bereits geschehen, noch wagt irgendein seriöser Wissenschaftler Aussagen darüber zu machen, wann dies geschehen wird.

Außerdem weiß kein Mensch, ob Tamiflu im Ernstfall überhaupt medizinischen Nutzen bringt (über den tatsächlichen Nutzen des Medikamentes später mehr). Das ist auch kein Wunder, wo es doch die pandemisch gefährliche Version der Vogelgrippe noch gar nicht gibt. La Roche ist sich allerdings nicht zu schlecht, auf die (nachgewiesene) Wirkung von Tamiflu bei der Vogelgrippe hinzuweisen. Nachgewiesen zwar nur im Laborversuch, aber immerhin. Das ist aber irrelevant, weil keiner von uns… Hühnerkacke… eh schon wissen. Den Gedanken, La Roche verfüge in seinen Labors bereits über einen solchen Vogelgrippestamm, verwerfen wir lieber gleich wieder.

Nun denn, zumindest haben wir jetzt einen Haufen Tamiflu vorrätig. Im schlimmsten Fall (nämlich den, dass die Katastrophe nicht eintritt) kann man es ja immer noch bei einer Grippewelle einsetzen. Womit wir bei dem Nutzen des Medikamentes angelangt sind. Ich wage es nicht, über dieses Medikament schlecht zu sprechen, wird es doch von vielen hohen Stellen, selbst der WHO, uneingeschränkt zur Bekämpfung einer Grippepandemie empfohlen. Mir kann es aber niemandem verwehren, Studien und Berichterstattungen zu lesen. Eine sehr interessante möchte ich hier vorstellen, nämlich die der „Österreichischen Akademie der Wissenschaften": der HTA-Newsletter in der Ausgabe Nr. 43, Dezember/Jänner 2006.

Der Bericht über besagtes Medikament beginnt gleich einmal mit der erstaunlichen Information, dass 60% der für Tamiflu durchgeführten Studien von Roche selber gesponsert wurden, ebenso wie der Review. Bei 25% der Studien war Roche indirekt beteiligt. In allen beschriebenen Studien fehlen Angaben über die erforderliche Anzahl von Patienten, um einen einzigen Patienten zu heilen (NNT), bzw. einem zu schaden (NNH), Angaben, die aber in international anerkannten medizinischen Studien Standard sind. In besagtem Newsletter wurden die Werte (NNT und NNH) zur besseren Verdeutlichung nachgerechnet (später mehr). Im folgenden Absatz des Newsletter steht etwas, das ich für meinen gesamten Beitrag ganz besonders herausstreichen möchte. Ich erlaube mir zu zitieren:

„Oseltamivir verkürzt die Krankheitsdauer bei gesunden Erwachsenen und Kindern um 1 bis 1,5 Tage. […] Für Hochrisikopersonen (ältere Menschen, Patienten mit chronisch obstruktiven Atemwegs- und/oder kardialen Erkrankungen) ist dieser Effekt nicht gesichert."[9]

Neben dieser schier unglaublichen Wirkung (Verkürzung der Krankheit um einen Tag) wird auch gerne das Potenzial des Medikaments angepriesen, sehr unangenehme Nebenerkrankungen einer Virengrippe zu unterbinden. Bei Kindern von 1 bis 12 Jahren mussten 11 Kinder mit Tamiflu behandelt werden, damit ein Kind nicht an einer Mittelohrentzündung erkrankte (NNT von 11). Es waren 17 Behandlungen bei Kindern notwendig, damit eines durch das Medikament erbrach (NNH von 17). Eine Analyse für gesunde Jugendliche und Erwachsene zur Verhinderung einer Kranken-

9 Anmerkung: Oseltamivir ist der Wirkstoff, Tamiflu der Name des Medikaments.

hauseinweisung ergab eine NNT von 97(!). Die NNT zur Verhinderung einer bakteriellen Bronchitis lag bei 28. Interessant ist natürlich noch der Absatz über die Nebenwirkungen: Unter Oseltamivir kommt es häufig zu Übelkeit, Erbrechen, Bauch- und Kopfschmerzen. Soviel zu dem Gedanken mit der Einnahme als Vorbeugung (wobei hier erwähnt werden muss, dass Tamiflu als Prophylaxe nur wirksam ist, solange es eingenommen wird. Was wiederum die Bemühungen von Regierungen lächerlich erscheinen lässt, denn eine Packung/Dosis reicht als Prophylaxe etwa eine Woche, Grippewellen bzw. Pandemien können Monate dauern!). In der Wikipedia finden sich folgende weitere Nebenwirkungen (leider lässt sich nicht herausfinden, welcher Quelle die Angaben dieser zusätzlichen Nebenwirkungen entspringen): Allergische Reaktionen und Verschlechterung bereits bestehender Erkrankungen der Atemwege. Außerdem regt folgender Zusatz zum Nachdenken an: Es gibt zurzeit keine gesicherten Erfahrungen mit dem Wirkstoff bei der Behandlung von Patienten mit schweren chronischen Erkrankungen (Asthma, Immunschwäche) oder anderen gravierenden Krankheitszuständen. Da lässt einen doch der Wahlspruch der Regierung „Tamiflu für alle!" etwas aufhorchen.

Erwähnenswert scheinen mir noch folgende Berichte in den Medien:

Im August 2005 wurde bereits einmal laut darüber nachgedacht, Tamiflu rezeptfrei zu machen. Was ob der Nebenwirkungen doch eine mutige Forderung war. Der man letztendlich glücklicherweise nicht nachkam.

Anfang letzten Jahres wurde Tamiflu als Auslöser von Halluzinationen bei Kindern diskutiert. In diesem Zusammenhang war das Medikament bereits im November 2005 in den Medien, wegen Verhaltensauffälligkeiten der behandelten Kindern, Todesfällen und Suizidalität.

Im Jänner 2007 meldet die WHO eine mögliche Resistenz des Vogelgrippevirus gegen Tamiflu. Was übrigens jetzt wieder aktuell wird. So schrieben die „Salzburger Nachrichten" vor kurzem von einer in Schweden festgestellten Resistenz. Besonders bemerkenswert finde ich den Untertitel zu einer Abbildung einer Packung Tamiflu: „Tamiflu wirkt gegen Influenzaviren, einschließlich gegen das gefürchtete Vogelgrippevirus H5N1". Aber hallo! Da wissen die Salzburger ja mehr als der Rest der Welt!

Nun, wo wir jetzt so gut informiert sind, wollen wir an den Kauf von Tamiflu schreiten. Sie wollen sicher wissen, was das gute Ding kostet. Roche gibt den Preis selber mit € 20.00 bis € 51.00 an. Leider, wie wir wissen, ist das Medikament rezeptpflichtig, also pilgern Sie bitte zuerst zum Arzt Ihres Vertrauens. Er wird es Ihnen schon nicht ausreden. Im Internet lässt sich Tamiflu auch ohne Rezept (und mitunter ohne Garantie auf Originalität) ersteigern, eine Packung mit 10 Tabletten wechselt ab etwa € 60.00 den Besitzer. Interessant ist vielleicht auch noch, dass unsere Regierung Tamiflu quasi zum Sonderpreis ergattert hat. Für Industriestaaten wird Tamiflu um € 7.70 ausgegeben. Für Entwicklungsstaaten immerhin noch um € 7.00.

Tamiflu rennt ab!

Und weit und breit keine Pandemie in Sicht

Ich habe mich geirrt. Man muss so fair sein und seine eigenen Fehler eingestehen. Im letzten Blogeintrag habe ich ausführlich über Tamiflu berichtet und behauptet, man könne das Medikament, sollte keine Vogelgrippepandemie ausbrechen, immer noch bei der nächsten Grippewelle unter die Menge mischen. Lesen Sie nun in diesem Artikel, warum diese Meldung falsch war, man sich das Medikament Tamiflu bald sonst wohin stecken kann und bei der ganzen Pandemie der einzig wahre Gevögelte der Steuerzahler ist.

Nicht dass Sie glaubten, hier handelte es sich um ein paar Säckchen voll Pulver. Alleine Niederösterreich hat 2005 fast eine halbe Tonne des Grippemittels gekauft; für einen Wert von 3,5 Millionen Euro. Wien war die Bewohner 5 Millionen Euro wert. Jetzt sollte man diesen Weitblick eigentlich loben und sagen „hey, gut angelegt!". Hey, gar nicht! Denn wäre da nicht...

Ja, wäre da nicht das Kleingedruckte. In bereits erwähntem Blogeintrag habe ich geschildert, wie groß der Nutzen des Wirkstoffes Oseltamivir tatsächlich ist, wie das mit den Nebenwirkungen aussieht, ob er gegen eine noch gar nicht existente Krankheit überhaupt wirken kann und wie lange der Schutz des Medikaments tatsächlich anhält. Und dass selbst Tonnen von Tamiflu bei weitem nicht ausreichen würden.

Seit der Panik-Pandemie sind bereits Jahre vergangen. Und wie das nun einmal bei Medikamenten ist, sie halten nicht ewig. Und schön langsam sieht man ein, dass trotz Vogelgrippe-Hysterie keine Pandemie eingetreten ist. Jetzt sagen Sie „zum Glück!". Sag ich drauf „Juhu"! Lasst uns das Pulver bei der nächsten Grippewelle verspeisen!

Womit wir wieder beim Anfang des heutigen Blogeintrags wären. Irgendein Vollpfosten hat nämlich beim Vertragsabschluss mit Roche, dem Hersteller des Wundermittels, für das es noch keine Krankheit gibt, eingewilligt, das Medikament nur im Pandemie-Fall einzusetzen. In anderen Worten, es darf bei herkömmlichen Grippewellen nicht ausgeteilt werden.

Das dürfte vor ein paar Monaten dem Gesundheitsministerium aufgefallen sein, denn der Kurier schreibt in seiner Ausgabe vom 23. April, dass aus einem vertraulichen Protokoll vom 7. Februar hervorgeht, man hätte um einen Ausstieg aus dem Vertrag gebeten. Ich lasse Sie raten, wie Roche darauf reagiert hat.

Aber das ist noch nicht alles. Wie Sie richtig vermuten (wenn Sie aufmerksam gelesen haben wird Ihnen vielleicht in den Sinn gekommen sein, dass man aus einem Vertrag nur aussteigen kann oder möchte, wenn die Ware noch nicht geliefert wurde), haben wir von Roche die bezahlten Güter ja noch gar nicht komplett erhalten. Wo doch versichert wurde, dass Ende 2006 geliefert werde.[10]

Wobei, das hat wieder etwas Positives. Wird später geliefert, verfault das Zeug auch später. So oder so, letztendlich werden wir es uns sonst wohin stecken.

Sollten Sie sich einst ein paar Päckchen auf Vorrat zugelegt haben, versuchen Sie sich daran zu erinnern, wie viel Geld Sie das gekostet hat. Dann gehen Sie bitte zum Medizinschrank, überprüfen das Ablaufdatum auf der Verpackung (steht groß Tamiflu drauf) und wenn Sie es zurück gelegt haben, unternehmen Sie am besten etwas gegen Ihren gerade akut gestiegenen Blutdruck.

---

10 Dieser Artikel wurde erstmals 2008 publiziert.

Tamiflu lebt

Was Vögel, Schweine und Spanien gemeinsam haben

Es wäre schon beinahe zu ruhig geworden um ein Medikament, über das in den letzten Jahren so viel wie über fast kein anderes diskutiert wurde. Alois Stöger, Bundesminister für Gesundheit, hat schließlich durch eine kürzlich getätigte Aussage mein Interesse geweckt wieder ein wenig nachzufragen, wie es denn um unser kistenweise gebunkertes, mit Steuermitteln erworbenes, sündhaft teures Wundermedikament gegen Grippen aller Art steht. Lesen Sie hier, was uns die „Vögel" zwitschern, die „Schweine" grunzen und warum das alles gar nicht so „neu" ist, wie man gerne hätte.

Ich habe in den Artikeln „Tamiflu" und „Tamiflu rennt ab" bereits ausführlich über die Thematik sinniert. Erinnern Sie sich noch an die Aufregung über die Vogelgrippe? Heute kräht kein Hahn mehr danach. Ständig irgendwelche nicht eintretenden Horrormeldungen zu publizieren scheint bei unseren Zeitungen zu keiner Auflagenzahl- und Umsatzsteigerung mehr zu führen. Da kommt es gerade recht, dass eine neue Grippeart auftaucht, ein Subtyp unserer bei Pharmakonzernen heiß geliebten, ordinär gemeinen Influenza. Und da auch die spanische Grippe, die einst Tote in zweistelliger Millionenzahl forderte, ein Subtyp ebendieser Influenza ist, muss die neue Grippe auch ganz einfach zweifellos sehr, sehr gefährlich sein. Natürlich hat die neue Grippe bereits, bedauerlicherweise, Tote gefordert, wer die neue Grippe jedoch mit der „echten Grippe" vergleicht wird wohl unweigerlich nach dem Grund der künstlichen Aufregung fragen. Schließlich gilt die alljährlich auftretende Influenza zu den Infektionskrankheiten mit den höchsten Sterberaten, bei vergleichbarer medialer Aufmerksamkeit nahe der Wahrnehmungsgrenze.

Dumm nur, dass Gott und die Welt bereits gegen die Influenza geimpft sind. Hier wurden Medikamente bereits auf Teufel komm raus verkauft. Wer heute noch nicht geimpft ist, lässt sich auch mit Tamiflu nicht mehr aus der Reserve locken. Und die Geimpften brauchen erst recht keines.

Anders bei der neuen Grippe: Keiner weiß, wie gefährlich sie wirklich ist (was sie automatisch sehr gefährlich macht), Todesfälle sind bereits aufgetreten und der exotische Ursprung und die Tatsache, dass Schweine involviert sind, lässt uns geradezu nach Medikamenten lechzen. Wie praktisch ist es da, dass wir schon vorgesorgt haben (wenn auch für einen ganz anderen Erreger, aber Grippe ist und bleibt Grippe):

Diese Woche meinte unser Bundesminister für Gesundheit, Alois Stöger, in einem Interview, dass ein erheblicher Vorrat an antiviralen Medikamenten gegeben sei, der jederzeit für Therapiezwecke eingesetzt werden könnte. Beim österreichischen Bundesheer lagern 1.122.302 Packungen antivirale Medikamente. Weiters werden Fässer mit antiviralen Medikamenten in Pulverform aufbewahrt, deren Inhalt äquivalent zu weiteren 3.178.438 Packungen ist. Es könnten daher mehr als vier Millionen Erkrankte behandelt werden.

Das klingt doch sehr beruhigend, oder? Nun…

Einem gelernten Maschinenschlosser kann man es nicht übel nehmen, dass er den Unterschied zwischen Prophylaxe und Therapie nicht kennt. Dabei hätte er nur den Beipacktext lesen müssen. Tamiflu behauptet nämlich nicht einmal selber, therapeutische Fähigkeiten zu besitzen. In der ganzen Medikamentenbeschreibung kommt das Wort Therapie kein einziges Mal vor. Und das ist eines der Probleme in Verbindung mit Tamiflu: Dieses Medikament heilt nicht. Es verkürzt, wenn man das Glück hat an einem nicht-resistenten Stamm erkrankt zu sein, die Dauer der Erkrankung im Schnitt um einen Tag (und auch nur, wenn man kein Hochrisikopatient ist). Und hilft, die Gefahr von Sekundärinfektionen zu vermindern (mit einer Signifikanz, die an Lottospielen erinnert). Wir besitzen also 4 Millionen Packungen, um den Krankheitsverlauf von vielleicht 14 Tagen um einen zu verkürzten. Juhu.

Wie ich bereits im Artikel „Tamiflu rennt ab“ erklärte, ist nicht bekannt, ob Österreich tatsächlich über die kolportierten Dosen verfügt. Niemand hat bisher darauf hingewiesen, dass die bestellten Medikamente schließlich geliefert wurden. Es wäre doch einmal interessant, hier nachzufragen. Außerdem sind die genannten Zahlen sehr relativ zu betrachten. Im Krankheitsfall reicht eine Packung Tamiflu für gerade einmal 5 Tage. Vier Millionen Dosen mögen nach viel klingen, nicht aber, wenn man bedenkt, dass eine Pandemie Wochen, wenn nicht Monate dauern kann. Und sollte es tatsächlich zu einem solchen Horrorszenario kommen, wird man Tamiflu ganz bestimmt auch prophylaktisch einsetzen wollen. Als Vorbeugung reicht eine Packung für 10 Tage. Aber: Wenn überhaupt, wirkt das Medikament nur während der Einnahme. Packung aus, Prophylaxe weg. Und dann sind die 4 Millionen Packungen aber ratz fatz aufgebraucht. Und wer glaubt, das Bundesheer würde auch nur eine der 1.122.302 Packungen für das Volk herausrücken, muss geistig schon sehr einfältig gestrickt sein.

Mittlerweile zwitschern die Vögel jedoch noch ein anderes Lied. Wie im Artikel „Tamiflu rennt ab“ erwähnt, müssten die gekauften Medikamente bald einmal ihr Ablaufdatum erreichen. Diese Behauptung ist nicht mehr haltbar. Einmal davon ausgehend, unsere Politiker haben uns nicht schamlos belogen und das bestellte Tamiflu lagert tatsächlich irgendwo geschützt in einem österreichischen Keller, müsste es jetzt zwischen 4 und 5 Jahre alt sein. Also irgendwo zwischen tot und verwest. In der Pharmazeutischen Zeitung (und in vielen anderen Medien) wird nun aber darüber berichtet, dass die europäische Arzneimittelbehörde EMEA im Einklang mit der amerikanischen Zulassungsbehörde FDA die Haltbarkeit von Tamiflu (von anfangs 3) auf 7 Jahre verlängert hat. Das muss man sich einmal, metaphorisch, auf der Zunge zergehen lassen. Und weiters: Die Verlängerung der Haltbarkeit gilt nur für neu erworbene Packungen, es sei denn, es herrscht eine nachgewiesene A/H1N1-Pandemie!

Und die zweite Strophe geht so: Die EMEA hat auch gleich, aber nur wenn eine Pandemie nachgewiesen ist, die Indikation von Tamiflu für Kinder jünger als ein Jahr herabgesetzt. Wirklich bemerkenswert, wenn man sich die Nebenwirkungen vor Augen hält.[11]

Ob all diese Nachrichten den Schweinen ein erstauntes „Oink?" entlockt haben, ist leider nicht bekannt. Vielleicht drückt man aber im Gesundheitsministerium schon fest die Daumen. Wer kann schließlich schon sagen, wann sich die nächste Möglichkeit bieten wird, die bald ranzigen Pulverln doch noch dem Volk unterzujubeln?

---

[11] Übelkeit, Erbrechen, Schlaflosigkeit, Alpträume, Verhaltensänderungen, Suizidabsichten, Todesfälle

Der Druck der Ärzte

Beachtliche Interventionen

Ich gestehe, heute frühmorgens leise in mich hinein gekichert zu haben, als ich „Die Presse“ zum Frühstückskaffee durchblätterte. So soll ein Studienergebnis aus dem Ludwig Boltzmann Institut den Maßnahmen des Gesundheitswesens gegen die Neue Grippe eine maßlose Überbewertung attestieren. Lesen Sie hier, warum mir aber gegen Ende des Artikels das Lachen im Hals stecken geblieben ist.

Der Artikel „Neue Grippe: Neue Studie gibt Entwarnung“ liest sich fast wie eine Abschrift meines letzten Artikels. Da ist die Rede von „niemand weiß, wie gefährlich das Virus wirklich ist“, „der Grippeaktionismus sei völlig unseriös“ und „prognostizierte Opferzahlen seien mehr als fragwürdig“ etc. Weiters fallen noch die Aussagen „aberwitzig“, „eklatantes Missverhältnis zwischen tatsächlicher Bedrohung und Maßnahmen“ und „kein Grund zur Hysterie“.

Besonders auffällig ist noch die Aussage des CDC („Center for Desease Control“, USA), wonach bereits 98 Prozent der Viren aus dem H1N1 Stamm eine Resistenz gegen Tamiflu aufwiesen. Trotzdem werde es hierzulande nach wie vor empfohlen.

Womit wir auch schon beim Schlusssatz des Zeitungsartikels wären, bei dem mir schließlich das Lachen verging und den ich zitieren möchte: „Vergangene Woche wurden in Wien die ersten Fälle publik, in denen sich Kassenchefärzte weigerten, Tamiflu auf Rezept auszustellen, dem Druck der verschreibenden Ärzte aber schließlich nachgaben.“ („Die Presse“, 3.9.2009)

„Dem Druck der Ärzte aber nachgaben“. Wie darf man sich das vorstellen? Rufen da die Kollegen an und sagen „Gehn’s, machn’s doch kan Aufstand! Sie wiss’n doch genauso gut wie i dass des Pulverl supa wirkt. Die Studien von de Gegna sind doch olle getürkt. Und jetzt stöll’n sie sich ihnen die Panik im Volk vua wenn publik werd’n tarrat, dass de Chefärzte das Tamiflu nimma bewillig’n woin. Außerdem helfn’s damit der maroden Pharmaindustrie, die Kass’n hab’n doch eh so vü’ Geld. Ha? Wos sagn’s? Geb’n sie sich ihnen an Schupfa, unterschreibn’s doch!“?

Ich weiß nicht, ob Ihnen schon einmal ein Chefarzt ein zuvor nicht bewilligtes Medikament nach dem Ausüben gut dosierten Drucks Ihrerseits bereitwilligst bewilligt hat. Wenn nicht, hat es sich möglicherweise um das falsche Medikament gehandelt. Versuchen Sie es doch einmal mit Tamiflu. Wie es aussieht, stehen hier die Chancen besser!

Die Grippe-Verschwörung

Wie Tamiflu zum Wundermedikament wurde

Das BMJ (British Medical Journal) publiziert am 3. Juni 2010 in seiner Onlineausgabe einen Artikel mit dem Titel „Conflicts of Interest, WHO and the pandemic flu 'conspiracies'", BMJ 2010;340:c2912[12], der vom Interessenkonflikt der die Weltgesundheitsorganisation beratenden und von Pharmakonzernen bezahlten Schlüsselwissenschaftlern handelt. Dieser Interessenkonflikt wurde von der WHO jedoch nie veröffentlicht und Anfragen in diese Richtung sogar als Verschwörungstheorie abgetan. Beim Lesen des Artikels sind mir überraschend viele Parallelen zu meinen eigenen Gedanken, die ich in den letzten zwei Jahren in diversen Artikeln in meinem Blog festgehalten habe, aufgefallen; einige Zweifel werden durch den Artikel beseitigt, manche Vorwürfe sogar noch verstärkt. Besagte Publikation im British Medical Journal ist jedenfalls Grund genug für mich, endlich wieder einmal nach dem Wohlbefinden des vermeintlichen Wundermittels Tamiflu zu fragen.

Interessenkonflikte

Das British Medical Journal ist nicht irgendeine medizinische Fachzeitschrift. Sie erscheint seit 1840[13] und ist breit gefächert ausgerichtet. Besonderes Augenmerk wird auf Beweismaterial gestützte Heilkunde gerichtet, Publikationen werden nicht honoriert[14]. Am 3.6.2010 veröffentlicht die Zeitschrift einen Artikel von Deborah Cohen, Kulturredakteurin vom BMJ und Philip Carter, Journalist vom britischen Amt für Enthüllungsjournalismus[15,16], der darauf hinweist, dass Schlüsselwissenschaftler, die maßgeblich für Ratschläge und in der Folge für Entscheidungen der Weltgesundheitsorganisation verantwortlich zeichnen, von Pharmakonzernen bezahlt werden und größtes Interesse an Entscheidungen der WHO haben müssen, dass sie deren Produk-

---

12 www.bmj.com/content/340/bmj.c2912

13 Wikipediaeintrag über BMJ: www.de.wikipedia.org/wiki/BMJ_(British_Medical_Journal)

14 About BMJ, Webseite des BMJ: www.bmj.com/about-bmj

15 www.thebureauinvestigates.com

16 Wikipediaeintrag über Bureau of Investigative Journalism: www.de.wikipedia.org/wiki/Bureau_of_Investigative_Journalism

te möglichst flächendeckend zum Einsatz kommen lassen[12]. Abgesehen von diesem ethisch schwer vertretbaren Interessenkonflikt hat die Weltgesundheitsorganisation eine finanzielle Abhängigkeit ihrer engsten Berater stets abgestritten und Anfragen und Hinweise in diese Richtung als Verschwörungstheorien abgetan.

Unerhörte Verurteilungen

Professor Chris Del Mar, ein Cochrane Review[17] Autor und Experte in der Strategischen Beratungsgruppe des Impfschutzprogramms der WHO (SAGE)[18] beschreibt die Situation für die Weltgesundheitsorganisation mit schlimmsten Folgen, denn sollte es sich bestätigen, dass Berater der WHO, die die Erstellung von Richtlinien zum Einsatz bestimmter Medikamente empfohlen haben, zur selben Zeit von Unternehmen, die ebendiese Medikamente herstellen, bezahlt wurden, sei das verwerflich und sollte auf das Schärfste verurteilt werden[12]. Nun gut, von einer „allerallerschärfsten Verurteilung“ mag natürlich niemand getroffen werden, das ist klar. Ich erspare dem Leser eine detaillierte Aufzählung von Beratern der WHO und deren Bezüge von La Roche[19], dem Hersteller von Tamiflu, und GlaxoSmithKline[20] mit dem Konkurrenzprodukt Relenza. Besagter Artikel im BMJ gibt hier aber reichlich Aufschluss.

Durch ihr Verhalten sorgte die WHO laut den Autoren des Artikels außerdem „für einen Billionen Dollar schweren wirtschaftlichen Schaden“.[12] Gerade diese Aussage ist aber besonders bemerkenswert, denn sie impliziert, Tamiflu wäre gar nicht so wirkungsvoll wie angepriesen.

Am 30. Jänner 2008 habe ich über Studienergebnisse, deren Glaubwürdigkeit und die Wirksamkeit des Medikaments im Artikel „Tamiflu“ geschrieben. Dabei bezog ich mich auf Publikationen von La Roche selber, die einen zweifelhaften Outcome beschreiben, zumindest jedoch den durch die WHO-Richtlinien empfohlenen weltweiten Einsatz mehr als fragwürdig erscheinen lassen.

---

17 Cochrane Reviews:www.cochrane.org/cochrane-reviews

18 Strategic Advisory Group of Experts (SAGE) on Immunization: www.who.int/immunization/sage/en/index.html

19 F. Hoffmann-La Roche AG: www.roche.com

20 GlaxoSmithKline: www.gsk.com

Vom Pulverl zum Goldesel

Die Erfolgsgeschichte von Tamiflu führt über einen ähnlichen Wirkstoff, Zanamivir[21]. Zanamivir gehört, wie auch Oseltamivir[22] und Amantadin zu der Gruppe der Neuraminidase-Hemmer und wirkt gegen Influenza-A und -B Viren virostatisch[22]. Die Behördliche Lebensmittelüberwachung und Arzneimittelzulassungsbehörde der Vereinigten Staaten, FDA[23], bewilligt den Einsatz von Zanamivir mit dem Medikament Relenza 1999, obwohl der Beratungsausschuss der FDA den Wirkstoff wegen unzureichend nachweisbarer Wirksamkeit zuvor ablehnt. Der Beratungsausschuss entscheidet sich mit 13:4 Stimmen gegen Zanamivir, weil der Outcome einem Placebo gleiche, wenn Patienten die Symptome einer Grippe über Selbstmedikationen wie Paracetamol zu lindern versuchten. Dem Ausschuss zufolge lindere der Wirkstoff Symptome für nicht einmal einen Tag. Ohne Selbstmedikation erreiche Zanamivir bestenfalls jene Wirkung von Medikamenten, die Patienten üblicherweise bei Grippesymptomen zu sich nehmen. Die FDA entscheidet sich schließlich für eine Zulassung von Relenza mit der Begründung, es würde dem Volk mehr Sicherheit vermitteln, wenn es im Falle einer Pandemie zumindest ein Medikament am Markt gäbe. Dr. Michael Elashoff, ein ehemaliger FDA-Angestellter, der im Beratungsausschuss als Statistiker arbeitet, wird während der Arbeit am Zanamivir-Review die Anwendbarkeitsprüfung von Oseltamivir übertragen. Als sich jedoch der Beratungsausschuss entschließt, Zanamivir nicht zu empfehlen, entzieht die FDA Dr. Elashoff den Auftrag wieder. Die FDA genehmigt schließlich den Einsatz von Oseltamivir im Medikament Tamiflu noch im selben Jahr. Dr. Elashoff ist davon überzeugt, dass die Zulassung von Zanamivir den Weg für Oseltamivir ebnete[12].

Gewinnbeteiligung und Unabhängigkeit

Wer wenn nicht Dr. Elashoff überzeugte die WHO schließlich zum Einsatz von Neuraminidase-Hemmer bei Grippe-Pandemien? 1999, dem maßgeblichen Jahr im Dienste der Grippe-Bekämpfung, veröffentlicht die WHO ein Schlüsseldokument: Influenza Pandemic Plan: The Role of WHO and Guidelines for National and Regio-

---

21 Wikipediaeintrag über Zanamivir: www.de.wikipedia.org/wiki/Zanamivir

22 Wikipediaeintrag über Oseltamivir: www.de.wikipedia.org/wiki/Oseltamivir

23 U.S. Food and Drug Administration: www.fda.gov

nal Planning[24]. Darin wird gewarnt, dass es unmöglich wäre eine Pandemie vorherzusehen. Sollte tatsächlich ein echter Grippe-Virus, vergleichbar mit der Spanischen Grippe 1918, auftreten, müssen selbst mit den zwischenzeitlichen medizinischen Fortschritten mit unvorstellbaren Erkrankungs- und Todesfallzahlen gerechnet werden. Auf Seite 33 des Dokuments wird in einem knappen Absatz erwähnt, dass der Artikel für die WHO von den Autoren R. Snacken, J. Wood, L. R. Haaheim, A. P. Kendal, G. J. Ligthart, und D. Lavanchy in Zusammenarbeit mit der European Scientific Working Group on Influenza (ESWI)[25] ausgearbeitet wurde. Was das Dokument jedoch nicht ausweist ist, dass die ESWI vollständig von La Roche, Baxter, Novartis, GlaxoSmithKline und anderen Grippemedikamenten-Herstellern finanziert wird[26]. Wie viel Wert die Feststellung auf der Webseite der ESWI hat, die Unabhängigkeit wissenschaftlicher Tätigkeiten sei durch Satzungen gesichert, lässt sich abschätzen wenn man weiß, dass zum Beispiel René Snacken und Daniel Lavanchy bei La Roche gewinnbeteiligt sind[12].

… und morgen die ganze Welt

In Europa spielten sich ähnliche Szenen ab. 2002 suchte La Roche EU-weit um Zulassung an. Die European Medicines Agency (vormals EMEA)[27] ließ sich nach anfänglichem ernsten Zweifel erst durch Interventionen von Annike Linde and Rene Snacken zur Freigabe überreden. Das British Medical Journal erbat von der Europäischen Arzneimittelagentur Vorlage der „declaration of interest statements“[28] der beiden Wissenschaftler, einer Erklärung, wissenschaftliche Aussagen ohne finanziellen Gewissenskonflikt zu tätigen, für die Treffen im Jahr 2002 zur Zulassung von Oseltamivir. Die European Medicines Agency konnte, ebenso wie die beiden Wissenschaftler, diese Dokumente nicht zur Verfügung stellen. Bis heute ist nicht geklärt, ob die Europäische Arzneimittelagentur von den Beziehungen zu La Roche wusste[12].

---

24 Influenza Pandemic Plan: The Role of WHO and Guidelines for National and Regional Planning: www.who.int/csr/resources/publications/influenza/whocdscsredc991.pdf

25 European Scientific Working Group on Influenza (ESWI): www.eswi.org

26 ESWI’s sponsors: www.eswi.org/about-eswi/eswis-scientific-independence

27 European Medicines Agency, vormals EMEA: www.ema.europa.eu/ema/

28 Beispiel einer „Declaration of interest”, auf der Webseite von „of Substance”: www.ofsubstance.org.au/contribute/Declaration-of-interest.html

Schlussbemerkung

Schadenfreude darüber, dass vorhergesagte Katastrophen nicht eingetreten sind, ist wahrlich nicht angebracht. Täglich werden Versicherungen abgeschlossen, ohne jemals beansprucht zu werden; vorsorglich Medikamente zu lagern kann also grundsätzlich nicht falsch sein. Umstritten ist jedoch die Motivation der WHO, im Sommer 2009 die Pandemieplan-Phase 6 auszurufen[29]. Sowohl die Vogel-, als auch die Schweinegrippe forderten weltweit zwar bereits tausende Menschenleben[30], trotzdem wirft ein Vergleich mit saisonalen Influenza-Statistiken neue Fragen im Zusammenhang mit dem Verhalten der Weltgesundheitsorganisation auf. Weiters nährt das undurchsichtige Verhalten der WHO im Umgang mit Beratern, die nachweislich einem Interessenkonflikt unterliegen müssen, Verschwörungstheorien. Denn die eigentliche Frage, inwieweit finanzielle Abhängigkeit bei der Entscheidungsfindung überhaupt eine Rolle spielen kann, wird dadurch irrelevant. Fragwürdig ist weiters das Vorgehen von Behörden bei der Zulassung von Relenza und Tamiflu. Die Wirksamkeit von Zanamivir und Oseltamivir wird seit jeher ernsthaft bezweifelt, trotzdem erfreuen sich La Roche und GlaxoSmithKline nach wie vor größter Umsätze mit ihren Medikamenten, ein Zusammenhang, der kritische Meinungen nicht gerade entkräftet.

Der Abgeordnete der Labour Party, Paul Flynn, äußert in seinem Blog in dem Artikel „1000th Blog, Tamiflu madness"[31] Besorgnis über den massenhaften Einkauf von Tamiflu in Großbritannien bei bekannter Wirksamkeit des Medikaments. Seiner Meinung nach könne man die für Großbritannien gekauften Dosen genauso gut bei vereisten Wegen als Streugut verwenden.

29 Influenza pandemic, englischer Wikipediaeintrag: www.en.wikipedia.org/wiki/Influenza_pandemic

30 Statistik zur Schweinegrippe, aerztezeitung.de: www.aerztezeitung.de/medizin/krankheiten/infektionskrankheiten/schweinegrippe?sid=549457

31 Read my day, solid blogging, Blog des Labour Abgeordneten Paul Flynn, Artikel "1000th Blog, Tamiflu madness": www.paulflynnmp.typepad.com/my_weblog/2010/01/1000th-blog.html

Strahlendes Erbe

Aus Anlass zum Jahrestag des Super-GAUs in Чернобыль (Tschernobyl, Chornobyl…) am 26. April habe ich eine intensive Suche nach Nachrichten über atomare Unfälle betrieben. Die dabei zusammengetragenen Informationen möchte ich hier wiedergeben. Sie glaubten bisher, Tschernobyl wäre unübertreffbar? Ich erzähle Ihnen eine wahre Geschichte, die den Super-GAU vom 26.April 1986 in der UdSSR weit in den Schatten stellt.

ЗАТО

Nach dem 2. Weltkrieg nahm die ehemalige UdSSR, wie natürlich auch andere Staaten, vieles in Kauf, um den Bau einer Atombombe zu verwirklichen. Zu diesem Zweck entstanden „geschlossene Städte“ (ЗАТО – закрытые административно-территориальные образования, sakrytyje administratiwno-territorialnyje obrasowanija (SATO), etwa: geschlossene verwaltungsterritoriale Gebilde)[32] mit solch klangvollen Namen wie Красноярск-66 (Krasnojarsk-66), Капустин Яр (Kapustin Yar), Петропавловск-Камчатский (Petropawlowsk-Kamtschatski), oder etwa Челябинск-40 (Tscheljabinsk-40). Auf Landkarten nicht zu finden, stellten diese Bezeichnungen bestenfalls Postfachadressen dar und entlehnten ihren Namen von weit entfernten Städten. In solch geschlossenen Städten waren Wissenschaftler und Techniker angesiedelt, die in teilweise unterirdischen Anlagen unter anderem waffenfähiges Plutonium herstellten[33]. Dabei wurde weder auf Menschen, noch auf die Umwelt Rücksicht genommen, was sich in katastrophalen Zwischenfällen rächte. Im Umfeld einer dieser geschlossenen Städte, Челябинск-40 (Tscheljabinsk-40), ereigneten sich gleich mehrere schwere Unfälle, bei denen die 2- bis 6-fache Menge an radioaktivem Material wie in Tschernobyl freigesetzt worden sein soll.

---

32 Artikel über geschlossene Städte z.B. in der Wikipedia: www.de.wikipedia.org/wiki/Geschlossene_Stadt

33 Artikel über die Menschenrechtsproblematik in heutigen geschlossenen Städten (engl.), Bellona: www.bellona.no/bellona.org/english_import_area/international/russia/nuke_industry/siberia/mayak/27864

Маяк

Am 22. Dezember 1948 ging die kerntechnische Anlage Маяк (Maják, „Leuchtturm") südlich von Челябинск-40 (Tscheljabinsk-40) in Betrieb[34,35,36]. Sie beschäftigte 17.000 Menschen. Die Hauptaufgabe des Kombinats bestand in der Herstellung von Atombomben durch Anreicherung waffenfähigen Plutoniums. Noch heute befinden sich auf dem großteils unterirdischen Areal eine Wiederaufarbeitungsanlage, 6 oder 7 Reaktoren[37] und ein Lager für radioaktive Abfälle und atomare Sprengköpfe. Aber noch bevor es in der Anlage überhaupt zu einem atomaren Unfall kommen konnte, bescherte der sorglose Umgang mit radioaktivem Abfall aus den Reaktoren eine Umweltkatastrophe. So wurden die Reaktoren nicht mittels unterschiedlicher Kreisläufe gekühlt, sondern das Kühlwasser wurde direkt durch den Reaktor und anschließend in den nahen Fluss Теча (Tetscha) gepumpt, einer Trinkwasserquelle für über 100.000 Menschen. So soll in 7 Jahren eine Gesamtaktivität von fast 3 Millionen Curie (111 Peta-Becquerel (1 Peta = 1 Billiarde)) freigesetzt worden sein[38,39,37]. Diese Angaben animieren nun zu einem Vergleich mit der Havarie[40] von Tschernobyl: Ausgehend von einer Aussage der Universität Oldenburg in Deutschland[41] (und der Missachtung, dass sowohl Strahlungsdauer wie auch Strahlungsart beider Katastrophen nicht zu vergleichen sind), wäre folglich in Tschernobyl die dreifache Menge an strahlendem Material emittiert worden. Mehr über die unterschiedlichen Mechanismen beider Havarien später.

---

34 Ausführliche Informationen über die kerntechnische Anlage in Majak, Wikipedia: www.de.wikipedia.org/wiki/Kerntechnische_Anlage_Majak

35 Wikipedia: www.de.wikipedia.org/wiki/Osjorsk_(Tscheljabinsk)

36 Die geschlossene Stadt mit dem heutigen Namen Озерск (Ozersk) hieß um 1954 Tscheljabinsk-40 und später Tscheljabinsk-65.

37 Diese, sowie Angaben für Strahlenwerte etc., variieren in verschiedenen Quellen dermaßen, dass ihr Informationsgehalt als eher wertlos einzuschätzen ist. Zu Vergleichszwecken habe ich die mir am glaubwürdigsten erscheinende Quelle verwendet. Jegliche Werte müssen jedoch bezüglich ihres Wahrheitsgehalts hinterfragt werden.

38 www.globalsecurity.org/wmd/world/russia/chelyabinsk-65_nuc.htm

39 Arbeitsgruppe für Strahlenmedizinische Forschung und WHO-Kollaborationszentrum für Strahlenunfallmanagement der Universität Ulm: Morbidität bei 80 akzidentell seit 1949 chronisch strahlenexponierten Anwohnern des Techa-River. www.vts.uni-ulm.de/docs/2001/900/vts_900.pdf

40 Wikipedia über die Bedeutung des Wortes „Havarie": www.de.wiktionary.org/wiki/Havarie

41 Bedauerlicherweise ist dieser Artikel online nicht mehr abrufbar.

Der Unfall von Кыштым

Das war aber nur der Beginn um das Wettrennen des schlimmsten atomaren Unfalls. In Кыштым (Kjschtjim), einem Ort 15km westlich des Chemie-Kombinats Маяк, wurden Tonnen hochradioaktiven Abfalls in Betontanks gelagert. Wegen enormen radioaktiven Zerfalls und der dadurch entstehenden hohen Temperaturen mussten die Tanks, die sich mehrere Meter unter der Erdoberfläche befanden, ständig mit Wasser gekühlt werden. Während chemischer Reaktionen entstanden in den Tanks unbemerkt Acetat- und Nitratsalze, die bei einem Ausfall des Kühlsystems am 29. September 1957 zu einer verheerenden Explosion führten. Auch wenn es sich dabei nicht um eine Kernreaktion handelte, verseuchte der nachfolgende Fallout ein Gebiet von 15.000 km^2 bis 23.000 km^2. Dabei wird eine freigesetzte Strahlenaktivität von 20 Mega-Curie angenommen, was immerhin schon der doppelten Menge des Fallouts in Tschernobyl entspräche.[38]

Der See Карачай

Als Konsequenz entschied man sich lediglich, radioaktive Abfälle nicht mehr in die Теця zu leiten, sondern verklappte sie in einen angrenzenden See, den Карачай (Karatschai). Als der See 1967 austrocknete, verteilte sich radioaktiver Staub mit einer Gesamtaktivität von 600 Curie (22 Tera-Bequerel (1 Tera = 1 Billion)) über ein Gebiet von nur 3.000 km^2. Wikipedia[42] beziffert (ohne Datumsangabe) die Radioaktivität am See mit 4,4 Exa-Becquerel (1 Exa = 1 Trillion)[37]. Die Lösung des Problems Карачай war, wie man hierzulande ironisch zu sagen pflegt, „russisch“: Man betonierte den ausgetrockneten See einfach zu.

Ein Eintrag in der Wikipedia beschreibt im Artikel „Strahlenkrankheit“ als Folge einer akuten Strahlendosierung von mehr als 50 Gray eine sofortige Desorientierung und Koma innerhalb von Sekunden oder Minuten, der Tod soll in wenigen Stunden durch völliges Versagen des Nervensystems eintreten. Dann behauptet der Autor: „Eine solche Stundendosis existierte beispielsweise am Karatschai-See.“ [43]

Alle Geschehnisse der Vergangenheit haben jedoch am Istzustand der Anlage Маяк wenig verändert. So kam es erst Ende 2007 zu einem erneuten Zwischenfall.

---

42 Informationen über den Karatschai-See auf Wikipedia: www.de.wikipedia.org/wiki/Karatschai-See

43 Über die Strahlenkrankheit, Wikipedia: www.de.wikipedia.org/wiki/Strahlenkrankheit

Am 25. Oktober soll flüssiger, radioaktiver Abfall aus einem Tank ausgelaufen und eine Straße 1,5km entlanggeronnen sein. Laut offiziellen Angaben wurden dabei weder Mensch noch Umwelt gefährdet.

Kann man Tschernobyl mit Maják vergleichen?

Nein, kann man nicht. Wenn man sich auf die Suche nach Literatur zu dieser Thematik begibt merkt man schnell, dass es einfacher wäre, man suchte nach Unterschieden zwischen Tschernobyl und Maják. Und da wird man bald fündig. Auffällig ist die propagandistische Informationspolitik, die bei Tschernobyl betrieben wird. Man ist schon fast geneigt zu glauben, hier werde bewusst hinter dem Schleier scheinheiliger „Geheimhaltung" absichtlich auf eine Katastrophe aufmerksam gemacht, um von anderen, schlimmeren abzulenken. Schließlich erfährt perverserweise der Tourismus in Tschernobyl gerade eine Blütezeit. Ein guter Indikator dafür ist Google Earth, wo Links zu Fotografien wie die sprichwörtlichen Schwammerln aus dem Boden schießen. Von Maják findet sich im Internet gerade einmal eine Handvoll Zeitungsberichte und hie und da ein Blogeintrag. Alleine ein Vergleich von erhältlichen Informationen zu beiden Katastrophen in der Wikipedia spricht Bände.

Besonders die Mechanismen zur Verbreitung radioaktiven Materials unterscheiden sich bei den zwei Katastrophen. In Tschernobyl sorgte die enorme Hitze des brennenden Graphits für die Einbringung strahlenden Materials weit in die Atmosphäre, was zu einer Verteilung über tausende Kilometer führte[44]. Umliegende Staaten (zuerst Schweden) nahmen die erhöhte Strahlung relativ schnell wahr, wodurch sich zumindest die Tatsache, dass es zu einem Unfall gekommen war, nicht mehr vertuschen ließ. Bei der Explosion in Kyschtym gelangte vergleichsweise kein strahlendes Material in die Atmosphäre. Der Fallout beschränkte sich auf rund 20.000 km^2. Diese Tatsache, und der praktische Umstand, dass größtenteils nur geschlossene Städte betroffen waren, machte ein Unterbinden der Informationsweitergabe nach außen hin zu einer leichten Aufgabe.

Auch wenn beim Unfall von Kyschtym nur ein Drittel der strahlenden Menge von Tschernobyl freigesetzt worden sein soll, war die Dosis für Mensch und Natur um

---

[44] Katastrophe von Tschernobyl, Wikipedia: www.de.wikipedia.org/wiki/Katastrophe_von_Tschernobyl

ein Vielfaches höher. Dafür betraf der Super-GAU[45] von Tschernobyl eine weitaus größere Menschenmenge.

Natürlich erschweren auch jene Fakten einen Vergleich die besagen, dass in Maják über Jahre hin radioaktives Material an die Umwelt abgegeben wurde (Fluss Tetscha und der See Karatschai). In Tschernobyl geschah dies einmalig. Zwar strahlt der stillgelegte Meiler trotz Sarkophag immer noch leise vor sich hin, es gelangten jedoch seit der Explosion vergleichsweise keine verstrahlten Substanzen mehr nach außen.

Besonders tragisch erscheint die Einstufung der Katastrophen nach der INES-Skala[46], wonach Tschernobyl mit der höchsten Stufe 7, Maják aber nur mit 6 eingestuft wird, obwohl in Maják wesentlich mehr Radioaktivität freigesetzt wurde, als in Tschernobyl. Das liege alleine daran, dass durch Maják nur ein Land von dem Super-GAU betroffen war, im Gegensatz zu halb Europa beim Zwischenfall in Tschernobyl.[47]

Vor allem der „Popularität" Tschernobyls (Kinofilme, Videospiele, Tourismus) ist es zuzuschreiben, dass man sich um einen von der ganzen Welt beobachteten Eindämmungsversuch durch den bekannten Sarkophag bemühte. Wie bereits erwähnt wurde der See Karatschai als Maßnahme gegen die von ihm ausgehende Strahlung zubetoniert. Außerdem versuchte man in den 1980er Jahren mithilfe schneller Brüter[48] den See zu reinigen, was aber wegen Geldmangels scheiterte.[42]

Das Wissen um das Nichtwissen

Die Physik der Radioaktivität ist äußerst komplex[49] und eine 18 stellige Zahl ist zu abstrakt, um als praktisches Beispiel zu dienen. Greif- und sichtbarer sind da schon die Folgen der besprochenen Katastrophen. Dazu eignen sich medizinische Studien, von denen bisher allerdings nur eine Handvoll durchgeführt wurde. Eine davon ist die Dissertation von Dr. med. Carola Paulsen aus 2001[39], die bei 80 (mehr oder we-

45 Wikipedia über die Bezeichnung „GAU": www.de.wikipedia.org/wiki/GAU

46 INES The International Nuclear and Radiological Event Scale: www-pub.iaea.org/MTCD/publications/PDF/INES-2009_web.pdf

47 Kritik und Bewertung der INES-Skala, Wikipedia: www.de.wikipedia.org/wiki/INES

48 Schnelle Brüter und Brutreaktoren, Wikipedia: www.de.wikipedia.org/wiki/Brutreaktor

49 Artikel über die Radioaktivität, Wikipedia: www.de.wikipedia.org/wiki/Radioaktivität

niger[50]) zufällig ausgesuchten chronisch strahlenexponierten Anwohnern des Tetscha Flusses Erkrankungen im Zusammenhang mit der Strahlenexposition untersuchte. Die wissenschaftliche Arbeit liest sich wie ein Horror-Roman.

Neben den unglaublichen Beschreibungen über die chronischen Gesundheitsfolgen hat die medizinische Studie aber auch als Zeitzeuge Bedeutung, weil sie auf die heute noch vorhandenen politischen und kulturellen Probleme näher eingeht. So werden Krankenakten der schwersten Fälle nach wie vor unter Verschluss gehalten und sind so (vor allem) der Wissenschaft unzugänglich. Die meisten „Schätzungen" für die Dissertation beruhten auf persönlichen Gesprächen, da sich, wohl durch die entspannte politische Lage, einzelne Zeitzeugen gesprächsbereit zeigten.

Andere machen's besser

Mitnichten. Es sind sogar weltweit eine Vielzahl weiterer atomarer Unfälle bekannt, bei denen weit mehr strahlende Energie freigesetzt worden sein soll, als in der Geschichte rund um Tscheljabinsk[51]. Allerdings bleiben die organisierte Vertuschung und der (gerade daraus resultierende) dauerhafte Schaden für Mensch und Natur im russischen System einzigartig. Alleine der beschriebene unterschiedliche Bekanntheitsgrad von Tschernobyl und Tscheljabinsk zeigt eindrücklich, wie gut die Geheimhaltung auch nach dem Fall des Eisernen Vorhanges noch funktioniert. Dabei sollte die Haltung, Europa höre beim Ural auf, als kurzsichtig gelten, denn einzelne Wissenschaftler machen sich bereits lautstark Gedanken darüber was passiere, schaffte es das verstrahlte Grundwasser vom Karatschai über die Tetscha in das nördliche Eismeer und damit in die ganze Welt. Damit das nicht passiere, wurde der Fluss bereits vier Mal aufgestaut - keine Lösung für ein Problem, das die ganze Welt beschäftigen sollte.

Und die Wahrscheinlichkeit, dass es nicht erst unsere Kinder betreffen wird, ist groß, denn über eine bessere Lösung wird nicht einmal nachgedacht. Tschernobyl darf wenigstens auf einen neuen Sarkophag hoffen, auch wenn dessen Realisierung

50 Dr. Paulsen weist in Ihrer Arbeit selber darauf hin, dass davon ausgegangen werden müsse, ihr würden für die medizinische Arbeit von der russischen Regierung Krankengeschichten und Patienten "besonders interessanter Fälle" überlassen worden sein. Außerdem fehlt der Studie eine „Kontrollgruppe", ohne die keine wissenschaftlichen Aussagen möglich sind.

51 Liste von Unfällen in kerntechnischen Anlagen, Wikipedia: www.de.wikipedia.org/wiki/Liste_von_Unfällen_in_kerntechnischen_Anlagen

aus Geldmangel für mehr als unwahrscheinlich gilt. Zwar wurde 2003 angeblich der Betrieb der Atomanlage von den russischen Behörden gestoppt[34], ein Teil der oberirdischen Anlage dient jedoch seither als Endlager für atomare Sprengköpfe und atomaren Müll. Es darf bezweifelt werden, dass ebendort optimale Sicherheitsvorkehrungen getroffen werden, damit es nicht abermals zum nuklearen Desaster kommt, einem strahlenden Erbe, das wir nur allzu bald antreten könnten.

Das Rote Kreuz, ein leidendes Symbol

Eine Kennzeichen-Anomalie

2004 überrascht das Österreichische Rote Kreuz durch eine Eigeninitiative der Landesverbände Kärnten und Vorarlberg in der Gestaltung von Rettungswägen. Hierbei soll das neu definierte Corporate Design des Österreichischen Roten Kreuzes auch in den KFZ-Designs „kompromisslos“[52] umgesetzt werden. Ich möchte mit diesem Artikel zum Nachdenken anregen, inwieweit das rote Kreuz als Symbol unter solchen Designanpassungen leidet, was das mit Erste Hilfe zu tun hat und ob sich daraus für die Bürger eines Landes Konsequenzen ergeben könnten.

Die Gesetzeslage

Vielen Menschen dürfte nicht bekannt sein, dass das Symbol „rotes Kreuz auf weißem Grund“ gesetzlich geschützt ist. Nicht anders lässt es sich erklären, warum so vielerorts ein rotes Kreuz zu sehen ist, wo es streng genommen nicht angebracht sein dürfte: als Kennzeichnung von Arztpraxen und Apotheken[53], KFZ-Verbandspäckchen, Parkplätzen von Ärzten und Rettungszufahrten in Spitälern, oder z.B. auf Webseiten. Viele Betriebe und selbst Politiker machen sich illegal die weltweite Bekanntheit des Symbols zunutze[54]. Dabei steht der Missbrauch des Rotkreuz-Zeichens,

---

52 KFZ-Design Pilotprojekt des Österreichischen Roten Kreuzes, 2004: www.roteskreuz.at/berichten/publikationen/corporate-design/fahrzeuge/kfz-design-pilotprojekt/

53 APA Presseaussendung von der ÖRK Pressestelle, „wer darf das rote Kreuz verwenden? Mehr als ein Marketingproblem!”: www.ots.at/presseaussendung/OTS_19990715_OTS0173/wer-darf-das-rote-kreuz-verwenden-mehr-als-ein-marketingproblem

54 APA Presseaussendung von der ÖRK Pressestelle, „Missbrauch ist strafbar - wer darf das Rote Kreuz verwenden?”: www.ots.at/presseaussendung/OTS_19980429_OTS0094/oesterreich-missbrauch-ist-strafbar-wer-darf-das-rote-kreuz-verwenden-wien-oerk-im-schatten-der-juengsten-entfuehrung-von-rotkreuz-

das seit dem 28. Oktober 1863[55] für Hilfe und Menschlichkeit steht, seit 1953[56] bzw. 1962[57] unter Strafe.

Selbstverständlich ist es der Organisation „Rotes Kreuz" selber gestattet, das rote Kreuz als Kennzeichen zu verwenden. Aber selbst für den Verein gelten strenge Regeln. Im Gesetzestext steht geschrieben: „Das Zeichen des Roten Kreuzes auf weißem Grund und die Worte Rotes Kreuz [...] dürfen [...] sowohl in Friedens- als in Kriegszeiten nur zur Bezeichnung oder zum Schutze der Sanitätsformationen, der Sanitätsanstalten, des Personals und des Materials verwendet werden, die durch das vorliegende Abkommen [...] geschützt sind. [...] Die nationalen Gesellschaften des Roten Kreuzes [...] dürfen das Erkennungszeichen, das den Schutz dieses Abkommens gewährleistet, nur im Rahmen der Bestimmungen dieses Absatzes verwenden.

Die nationalen Gesellschaften des Roten Kreuzes [...] dürfen außerdem in Friedenszeiten gemäß den nationalen Gesetzen den Namen und das Zeichen des Roten Kreuzes für ihre übrige den Grundsätzen der internationalen Rotkreuzkonferenzen entsprechende Tätigkeit verwenden. [...]"[58]

Für äußerst beachtenswert halte ich folgenden Absatz: „Ausnahmsweise kann gemäß den nationalen Gesetzen und mit ausdrücklicher Erlaubnis einer der nationalen Gesellschaften des Roten Kreuzes [...] das Schutzzeichen des Abkommens in Friedenszeiten verwendet werden, um Ambulanzfahrzeuge und Rettungsstellen kenntlich zu machen, die ausschließlich der unentgeltlichen Pflege von Verwundeten und Kranken dienen."[58]

Dass die Rettungswägen des Österreichischen Roten Kreuzes das Symbol des Roten Kreuzes tragen, ist für den Verein, auch wenn er sich die Bewilligung selber erteilt, also gar nicht selbstverständlich. Die Fahrzeuge tragen es ausnahmsweise. So steht es im Gesetz.

---

55 Entstehungsgeschichte des Rotkreuz-Zeichens: www.roteskreuz.at/organisieren/organisation/humanitaeres-voelkerrecht/das-rotkreuz-zeichen/entstehungsgeschichte/

56 Bundesgesetzblatt für die Republik Österreich, Genfer Abkommen zum Schutze der Opfer des Krieges: www.ris.bka.gv.at/Dokumente/BgblPdf/1953_155_0/1953_155_0.pdf

57 Bundesgesetzblatt für die Republik Österreich, Rotkreuzschutzgesetz: www.ris.bka.gv.at/Dokumente/BgblPdf/1962_196_0/1962_196_0.pdf

58 Genfer Abkommen, Kapitel VII Das Schutzzeichen: www.gesetze.ch/sr/0.518.12/0.518.12_006.html

Die Umsetzung

Über Gesetzestexte kann man geteilter Meinung sein; vor allem, wenn sich deren Sinn nicht nachvollziehen lässt. Wen kümmert es, ob das Erste-Hilfe-Paket im privaten Fahrzeug von einem roten Kreuz verziert wird? Wem schadet es, wenn der Rettungsparkplatz vor einer Krankenhaus-Station mit einem großen roten Kreuz markiert ist? Wer wird sich schon beschweren, wenn in jedem kleinen Dorf der Praktiker Wegweiser zu seiner Ordination mit einem Roten-Kreuz-Symbol bereichert? Weiß denn nicht jeder sofort Bescheid, wenn auf einer Großbaustelle auf einem Container ein Blatt Papier mit einem großen roten Kreuz haftet?

Das „Aushöhlen“ der Bedeutung eines „Kennzeichens“[54] in Friedenszeiten kann es als Schutzzeichen im Konfliktfall unbrauchbar machen. Wie sollen dann Freund von Feind unterschieden werden, wenn sich schon zu Friedenszeiten keiner um den Schutz eines Kennzeichens kümmert? Wo wird der Hilfesuchende letztendlich Schutz finden, wenn jede beliebige unberechtigte Stelle ein rotes Kreuz ausweist?

Im Zusammenhang mit diesen Betrachtungen wollen wir uns nochmals dem Pilotprojekt der Landesverbände Kärnten und Vorarlberg des Österreichischen Roten Kreuzes[52] zuwenden. Vor allem für die um das Jahr 2005 landesweit stattgefundene Erneuerung der Rettungsflotte von VW T4 auf T5-Transporter[59] wurde ein neues Fahrzeug-Design angedacht, wie es auch heute noch bei (fast) allen Fahrzeugen des Österreichischen Roten Kreuzes zu sehen ist. Kärnten und Vorarlberg sind einen Schritt weiter gegangen und haben das Corporate Design, nämlich „die sehr markanten, quadratischen Gestaltungselemente“[52] auf die Fahrzeuge übertragen. Mit den „quadratischen Gestaltungselementen“ sind wohl die 5 sich aus dem (roten) Kreuz ergebenden Quadrate gemeint, denn praktischerweise lässt sich das Kreuz tatsächlich in 5 gleich große Quadrate zerlegen (das Schutzzeichen ist aber nicht zwingend so definiert). Diese quadratischen Elemente wurden nun „neu“ angeordnet und auf die Front und die Seitenflächen der Fahrzeuge praktisch der Höhe des Fahrzeuges entsprechend angebracht. Vielleicht hätte man besser einen Hinweis anbringen sollen, dass jegliche Ähnlichkeit zum „Roten Kreuz“ rein zufällig und unerwünscht ist. Denn auch mit überdurchschnittlich wenig Fantasie begabte Betrachter werden hier an „das eine“ Kennzeichen erinnert. Nun muss man sich die Frage gefallen lassen,

---

59 Corporate Design für Fahrzeuge, ÖRK: www.roteskreuz.at/fileadmin/user_upload/PDF/marketing.roteskreuz.at/Fahrzeugdesign/Fahrzeugdesign_Handbuch.pdf

mit welcher Motivation abgeschnittene rote Kreuze auf Rettungswägen geklebt werden.

„Die konsequente Fortsetzung des ÖRK-Erscheinungsbildes im Fahrzeugbereich erzielt eine starke Abhebung vom Mitbewerb und dadurch eine klare und eindeutige Präsenz auf den Straßen.“[52]

Das Kenn- und Schutzzeichen „rotes Kreuz“ wird also ganz bewusst verfremdet, um dann in Übergröße auf Fahrzeugen zu Werbezwecken herhalten zu müssen. Das Deutsche Rote Kreuz formuliert den Stellenwert von Wahrzeichen und Kennzeichen „rotes Kreuz“ auf einer seiner Webseiten[60] wie folgt: „Die Wahrzeichen dürfen weder durch Übermalen, Umformung noch durch Inversschriften und Farbverläufe verfremdet werden. [...] Als Kennzeichen sollen sie relativ klein bleiben.“

Und weiter: „Die Zeichen verlangen einen besonderen Respekt und stehen für die kommerzielle Vermarktung nicht zur Verfügung. Daher ist es besonders wichtig, dass die Zeichen ihrer Würde entsprechend behandelt und nur in den angegebenen Formen verwendet werden.“[60]

Schlussfolgerung

Gerade der zuvor angesprochene Punkt „das rote Kreuz steht für die kommerzielle Vermarktung nicht zur Verfügung“ stellt für den Verein Rotes Kreuz ein Problem dar. Zwar gemeinnützig und nicht gewinnorientiert tätig, jedoch zur Wirtschaftlichkeit gezwungen sieht sich die Organisation gerade in letzter Zeit mit einem steigenden Konkurrenzdruck konfrontiert. So ist es verständlich, dass der Wunsch zu einer eigenständigen Identität, die auch dementsprechend aggressiv beworben werden kann, immer größer wird. Dabei kommt es immer wieder zu sonderbaren Erscheinungen, wie zum Beispiel als vor wenigen Jahren das Wiener Rote Kreuz auf Plakaten mit einem zur Seite gekippten roten Kreuz (also einem „X“) warb (sinngem.): „Überall wo sie dieses Kreuz sehen wird ihnen geholfen“.

Nun ist gerade diese neue Identitätsfindung paradox; welcher Verein, welche Organisation verfügt über mehr Identität und Bekanntheit, als „das Rote Kreuz“? Was ist in der Vergangenheit geschehen, dass ein weltweit dermaßen bekanntes, geschätztes und gewürdigtes Symbol als solches werbetechnisch nicht mehr ausreichend

---

60 Wahrzeichen, Schutzzeichen, Kennzeichen. DRK: www.museum-in-westfalen-lippe.drk.de/02_grundlagen/schutzzeichen.html

„zieht“? Und das bei einem Verein, der keine Gelegenheit verpasst, seine Grundsätze zu unterstreichen: „Alles was wir tun, machen wir um der Sache willen, nicht aus Eigennutz.“[61]

Sollte das nicht auch gerade für „das eine“ Symbol gelten?

Sinn und Unsinn

Bestimmungen wie „möglichst klein gehalten“, „ausnahmsweise auf Ambulanzfahrzeugen“, „besonderer Respekt“ und natürlich das Genfer Abkommen im Artikel 44 („Das rote Kreuz darf nur zur Bezeichnung oder zum Schutze der Sanitätsformationen, der Sanitätsanstalten, des Personals und des Materials verwendet werden, die durch das vorliegende Abkommen geschützt sind“) lassen, wie jeder Gesetzestext, Interpretationen zu. So ist „möglichst klein gehalten“ relativ zu sehen, wenn ein Symbol, angebracht auf einem Fahrzeug, auch noch bei schneller Vorbeifahrt erkannt werden soll. Mit reflektierender Farbe bietet ein größeres Symbol bestimmt auch mehr Sicherheit, als ein kleineres. Und wer wird es schon einer Organisation absprechen wollen, ein Vereinslogo ehrenvoll auf den Fahrzeugen anzubringen? Diese Sinnhaftigkeit wird aber zum Unsinn pervertiert, wenn zum Beispiel eine ÖBB-Lokomotive mit roten Kreuzen regelrecht zugepflastert wird, wie dies zum 125 Jahre Jubiläum des Österreichischen Roten Kreuzes geschehen ist.

„Die Rot Kreuz Taurus wird mit ihrem auffälligen Design die Bereitschaft zu helfen thematisieren“, meinte Martin Huber, Vorstandssprecher der ÖBB-Holding AG, 2005.[62]

Sie thematisiert eher, wie sehr das rote Kreuz unter solchem Missbrauch zu einem leidenden Symbol wird. Und darunter leiden wir letztendlich alle.

---

61 Die Rotkreuz-Grundsätze: www.roteskreuz.at/site/leitbild/die-rotkreuz-grundsaetze/

62 APA Presseaussendung ÖBB Kommunikation OÖ, Präsentation der ÖBB Sonderlokomotive 125 Jahre Rotes Kreuz: www.ots.at/presseaussendung/OTS_20050923_OTS0153/praesentation-der-oebb-sonderlokomotive-125-jahre-rotes-kreuz

Medizinisches Alphabet

Zum Nachschlagen

Da am 16. Juni [2008] die Ärzte unseres Vertrauens für unser Wohl streiken, habe ich mir einen Leitfaden für medizinische Analphabeten überlegt. Er wird wohl nicht die durch den Streik hervorgerufene längere Wartezeit in einer Ambulanz verkürzen, aber vielleicht hilft er dabei, über die beschissene Situation etwas zu schmunzeln. Ein nicht ganz ernst gemeinter Artikel voll schwarzen Humors am Ende dieses Buches.

A wie Aspirin

Der Benz unter den Medikamenten. Die Hälfte des Preises zahlt man für den Namen. Konkurrenzprodukt zu Aspro. Wird hierzulande praktisch bei allen möglichen und unmöglichen Erkrankungen eingeworfen, wirkt aber überraschenderweise irgendwie immer.

B wie Bahre

Wird von Journalisten gern als Gerät zum Tragen Verletzter und Erkrankter beschrieben. Die Trage hingegen wird von Sanitätern verwendet, um Patienten so zu transportieren, dass eine Kostendeckung des Transportes durch die Krankenkasse sichergestellt ist.

Sprachgeschichtlich entstand der Begriff „Trage" angeblich aus der ersten Koexistenz von hauptberuflichen und zivildienstleistenden Sanitätern, als ein Hauptamtlicher einen arbeitsunwilligen Zivi „Bahre!" anschaffte. Wegen Verständnisproblemen hat sich später der Imperativ „Trage!" daraus entwickelt.

C wie C2H5OH

Neben Nikotin die beliebteste Selbstmedikation des Österreichers. Wirkt euphorisierend, bei groben Mengen emetisch. Ist rezeptfrei beim Wirten des größten Vertrauens zu beziehen.

D wie Demenz

Beeinträchtigt Denkvermögen, Sprache und Motorik, kommt aber nicht ausschließlich in der Politik vor. Besonders bei Alkoholmissbrauch (siehe C wie C2H5OH) weit verbreitet. Hierzulande muss in den nächsten Jahren mit einem erhöhten Aufkommen von Demenz gerechnet werden, wenn zu Tage tritt, wie viele Rindviecher wir mit weicher Birne konsumiert haben. Und damit ist nicht das Obst gemeint.

E wie Erste Hilfe

Ein Fachgebiet der Medizin. Trotz gesetzlicher Pflicht den Österreichern eher unbekannt. Wird in zwei Phasen beschrieben.

1. Phase: Wegschauen. Niemals einem am Boden Liegenden helfen! Wenn Sie in eine andere Richtung blicken wird angenommen, Sie hätten von der Situation nichts mitbekommen. Sie wollen doch nicht wegen falscher Erste-Hilfe-Leistung in den Knast, oder?

2. Phase: Gaffen. Wenn sich wider Erwarten ein Depp gefunden hat, der Erste Hilfe leistet, ist das Ärgste überstanden. Jetzt können Sie die Situation in vollen Zügen genießen. Gehen Sie möglichst nahe zum Geschehen und geben Sie geistreiche Tipps aus Ihrem 30 Jahre alten Führerschein-Erste-Hilfe-Kurs-Wissen.

Erste-Hilfe-Gaffer sorgen übrigens auf der Autobahn immer wieder für lustige Staus in beiden Richtungen.

F wie Fettsucht

In der toten Mediziner-Sprache auch als Adipositas per magna bezeichnet. Bei Österreichern serienmäßig im Genom integriert. Durch diverseste Diäten abzunehmen ist ebenso wahrscheinlich, wie von einem Politiker auf eine Entscheidungsfrage ein Ja oder Nein als Antwort zu bekommen.

G wie GKK

Die kränkste aller Kassen; soll jetzt aber durch eine Gesundheitsreform wiederbelebt werden (siehe auch „W wie Wiederbelebung“ und „Ä wie Ärztestreik“). Erhält von den Beitragszahlern Unmengen an nie wiedergesehenem Geld. Trotzdem sind die Konten in einem Ausmaß überzogen, dass sogar marode Banken vor Neid erblassen.

H wie Hypertonie

Akute oder chronische Schwellung des Kabelbaumes im Halsbereich. Kommt normalerweise am/im ganzen Körper vor, wird dort aber für gewöhnlich nicht wahrgenommen. Hauptursache: Fettsucht (siehe dort).

Ärztliche Standardtherapie: Pulverl verschreiben. Compliance des Patienten: Pulverl nicht schlucken, weiterfressen und mit Folgeerkrankungen die Krankenkassen ruinieren.

I wie Idiotie

Belächelte Erkrankung, unter der weit mehr Personen leiden, als offiziell angenommen. Kann auch in Schüben auftreten und wird oft erst beim Betreten und Verlassen öffentlicher Verkehrsmittel wahrgenommen, wenn von akuter Idiotie befallene Fahrgäste in gerammelt volle U-Bahnen einsteigen möchten, bevor andere ausgestiegen sind. In besonders schweren Fällen soll die Idiotie sogar ansteckend sein.

J wie Jammern

Wichtige Kunst zur Erlangung von vermeintlich Unerreichbarem. Bei der Beherrschung derselben deutliches europäisches Ost-West-Gefälle erkennbar. Von Fachärzten auch liebevoll als „Morbus Auwehauweh“ bezeichnet.

K wie Komasaufen

Disziplin, die zum Erlangen der Pflichtschulreife beherrscht werden muss und von offiziellen Stellen gefördert wird. Reisebüros werben mit der inhaltlichen Abwandlung „Kumm a sauf'n!“.

L wie Lungenpatsch’n

Krankheit, die jeden wahren Wiener früher oder später ereilt. Neben dem echten Lungenpatsch’n, der Lungenembolie, gibt es auch noch den unechten Lungenpatsch'n, oder gemeinen Raucherhusten, bei dem ein Wiener beim Atmen wie ein verstopfter Gulli klingt und dabei Schleim veräußert, mit dem man die Kärntnerstraße neu teeren könnte. Symptome werden mit mehreren Packungen Marlboro am Tag erfolgreich bekämpft (auch nach der Gesundheitsreform rezeptfrei in Ihrer Trafik erhältlich).

M wie Medikamentenabusus

In Österreich gibt es drei Formen des Medikamentenmissbrauchs: Der illegale Missbrauch, kann täglich im U-Bahnbereich beobachtet werden, wo, polizeilich toleriert, verschriebene Medikamente zu horrenden Preisen den Besitzer wechseln. Der legale Missbrauch, bei dem teure verschriebene Medikamente vom Patienten zwar in der Apotheke zum Selbstbehalt-Preis erstanden, dann aber nicht eingenommen werden. Und der verordnete Missbrauch, bei dem oft unterschiedliche Ärzte für ein und denselben Patienten dermaßen viele Medikamente verschreiben, dass letzterer nicht mehr mit dem Schlucken nachkommt.

N wie Nikotin

Hält Körper und Brieftasche schlank. Nebenwirkungen und Folgeerkrankungen werden von nichtrauchenden Beitragszahlern finanziell mitgetragen. Durch bauliche Maßnahmen versucht man gesundheitliche Schäden einzugrenzen. Unbestätigten Meldungen zufolge dürfte das Gesundheitsministerium am Tschik-Vertrieb beteiligt sein. Selbiges macht aber auch lustig scheinheilige Werbung mit ausländerfeindlichen Parolen (Katschikisan).

O wie o.b.

Wird neben dem Drogeriehandel hauptsächlich von Medizinern in der abgewandelten Form o.B. verwendet und bedeutet dann „Untersuchung ohne Bedeutung". Ärzte streiken, weil sie bedeutungslose Untersuchungen weiterhin bezahlt bekommen möchten.

P wie Parkemed

War in den meisten Apotheken des Vertrauens für Stammkunden trotz Rezeptpflicht auf Handschlag erhältlich, nach Ablauf des Patentschutzes ist der gleiche Wirkstoff als Mefenabene plötzlich nur noch strikt auf Verordnung zu haben. Im Gegensatz zu Aspirin bietet Mefenaminsäure Wirkung. Dafür wird es um den halben Preis von Aspirin gehandelt (gilt deswegen aber trotzdem nicht als Generikum. Wahrscheinlich, weil Generika allgemein als wirkungslos gelten).

Q wie Quacksalber

Als Verkäufer arbeitender Akademiker, vorwiegend in Apotheken anzutreffen. Könnte durch „aut idem" zum medizinischen Therapeuten befördert werden. Mit zum Wohle des Patienten getarnten Ärztestreiks wird jedoch versucht, dies zu verhindern. Durch Umverteilung von Pharmavortragshonoraren in Zukunft möglicherweise vehementer Gehaltszuwachs zu erwarten.

R wie Rektum

Ärzte verwenden die Prostata gern als Vorwand, Männern den Finger in den Popo zu stecken. Es wird die Zeit kommen, da dieser Schwindel auffliegt.

S wie schlechter Allgemeinzustand

Kann für Patienten gleichermaßen wie für unser Gesundheitssystem verwendet werden. In elitären Kreisen wird auch gern die Abkürzung „Schlatz" benutzt. Hält in der Allgemeinmedizin als Diagnose für eine Vielfalt anderer Symptome her, ähnlich wie „akutes Abdomen", „akute Demenz" oder „ich hab akut keine Ahnung, woran der Patient gerade krepiert".

T wie Therapieresistenz

Nebenwirkung, die bei übermäßigem Konsum von Lehrinhalten auftritt. Ist besonders bei motorisierten Personen zu beobachten. So zeigen Geldstrafen bei Falschparken, Schnellfahren oder bei Missachtung von Ampelsignalen so wenig Wirkung, dass die Polizei jegliche Bestrafung eingestellt hat. Seither regelt sich der Verkehr mehr oder weniger von selber.

Tritt neuerdings aber auch in der Politik vermehrt auf, wonach Politiker nicht in der Lage sind, Wahlergebnisse richtig zu deuten. Wahrscheinlich tun sie das, um vorausblickend die Wahlbeteiligung zu erhöhen.

U wie Umfallen

Ist für gewöhnlich ein Fall für die Unfallchirurgie, bleibt jedoch in letzter Zeit immer öfter unbehandelt, weil es sich um die gutbezahlte Leistung eines Spitzenpolitikers handelt.

V wie Viagra

Über Mail und Internet vertriebenes und auf den Coconut Islands (oder im Optimalfall in Indien) hergestelltes, hochqualitatives Medikament für Männer. Obwohl angeblich alle Empfänger Werbemails löschen, erfreut sich der Markt steigender Absatzzahlen. Soll als Wirkung neben Glied auch Herz erregen, was zu einem Koitus interruptus führen kann. Die meisten Patienten beschreiben diese Nebenwirkung jedoch als einmalig. Da der Patentschutz für Viagra abläuft, werden sich viele hauptberufliche Email-Spammer nach einem anderen Betätigungsfeld umsehen müssen.

W wie Wiederbelebung

Wird oft im Zuge einer Ersten-Hilfe-Leistung versucht, kommt aber verbal auch häufig in der Tagespresse vor, in etwa so: „Herr Meier konnte leider an der Unfallstelle nicht mehr wiederbelebt werden und verstarb Stunden später im Spital.“ Oder: „Der bewusstlose Ohnmächtige konnte erfolgreich wiederbelebt werden.“

X wie X für ein U vormachen

Tamiflu. Hochwirksames Medikament gegen eine Krankheit, die es erst geben wird. Führte zum finanziellen Aufschwung von Roche. Wurde von der österreichischen Regierung tonnenweise gebunkert und fault jetzt unbrauchbar vor sich hin.

Y wie Yoga

Form der Entspannung, die hierzulande immer mehr Bedeutung erlangt. Wird bei Blutgefäßerweiterung (siehe „H wie Hypertonie“) und Unauffindbarkeit eines Arztes (siehe „Ä wie Ärztestreik“) bis zur Auffindbarkeit desselben empfohlen. Bei unsachgemäßer Anwendung kann die Konsultation eines Arztes erforderlich werden (siehe „Ä wie Ärztestreik“).

Z wie Zivildiener

Werden besonders von älteren Patienten, die den ersten und zweiten Weltkrieg, den Vietnamkrieg und den Krieg mit mehreren Ehefrauen überlebt haben, als Wehrdienstverweigerer angesprochen. Dabei sind Zivis nette, gut gekleidete, gepflegte, streb- und arbeitsame, das System Krankentransport stützende Mitmenschen, ohne die die Krankentransportunternehmen schon längst bankrott gegangen wären, weil sie dann Leistung adäquat bezahlen müssten.

Ä wie Ärztestreik

Dem Wohle der Patienten zu Liebe. Wird nur alle paar Jahrzehnte durchgeführt, vorzugsweise während Großveranstaltungen, mit dem Vorwand, dadurch die medizinische Versorgung aufrecht erhalten zu wollen.

Ö wie Ösophagus

Menschlicher Körperteil, der Unmenschliches auszuhalten vermag. So ist er in der Lage, Massen an Nahrung und Flüssigkeit in den Magen zu pumpen und Gleiches bei Bedarf wieder zu Tage zu fördern. Ähnliches vollbringt nur der Darm, wiewohl dieser erstaunlicherweise nur in eine Richtung zu transportieren vermag. In einer durch die Natur ausgeklügelten Zweisamkeit arbeiten Speiseröhre und Darm Hand in Hand, wodurch sich ein in der Natur oft kopiertes Schauspiel in mehr oder weniger regelmäßigen Abständen immer wieder vollzieht.

Bemerkenswerterweise gibt es in der Routine-Gesunden-Untersuchung eine Rektum-Beschau (siehe „R wie Rektum“), aber keine Ösophagus-Beschau.

Ü wie Übelkeit

Nicht selten mit Auswurf beschriebener Gesundheitszustand, der vor allem in Österreich oft aktiv provoziert wird. Neben dem Konsum geistiger Getränke sei vor allem die verbale Veräußerung von Politikern erwähnt, die dem Volk immer öfter sauer aufstößt. Sollte Ihnen dies in letzter Zeit vermehrt passiert sein, konsultieren Sie bitte Ihren Hausarzt (wenn er wieder für Sie da ist), sprechen mit Ihrem Apotheker, oder gehen gefälligst bei nächster Gelegenheit wählen.

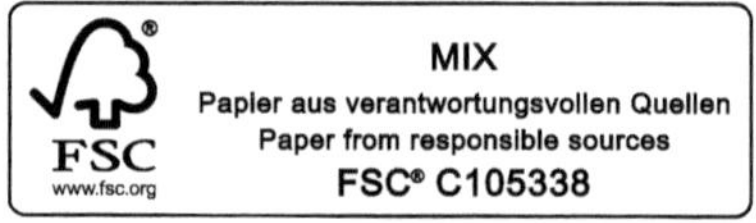

Printed by Books on Demand GmbH, Norderstedt / Germany